协和名医谈两性健康系列丛书

男人必备的性常识

李宏军　许　蓬　编著

中国协和医科大学出版社

图书在版编目（CIP）数据

男人必备的性常识／李宏军，许蓬编著 . 一北京：中国协和医科大学出版社，2017.6

ISBN 978 - 7 - 5679 - 0833 - 8

Ⅰ . ①男…　Ⅱ . ①李…　②许…　Ⅲ . ①男性 - 性知识　Ⅳ . ①R167

中国版本图书馆 CIP 数据核字（2017）第 130480 号

协和名医谈两性健康系列丛书

男人必备的性常识

编　著：李宏军　许　蓬

责任编辑：孙阳鹏

出版发行：中国协和医科大学出版社

（北京东单三条九号　邮编 100730　电话 65260431）

网　　址：www. pumcp. com

经　　销：新华书店总店北京发行所

印　　刷：北京玺诚印务有限公司

开　　本：710×1000　1/16 开

印　　张：12.5

字　　数：170 千字

版　　次：2017 年 6 月第 1 版

印　　次：2019 年 5 月第 2 次印刷

定　　价：38.00 元

ISBN 978 - 7 - 5679 - 0833 - 8

在漫长的人类发展进程中，曾经产生了许多的偏见和迷信，尤其是在性问题上。这些偏见和迷信对人们的影响十分广泛，即使是在现代人的头脑中仍然留有深刻的烙印。以往，我们针对性教育的策略多是半遮半掩的，并因此招致了很多灾难性困境。例如，青少年人群中艾滋病病毒感染人数呈逐年上升趋势，其中同性性行为成为主要感染途径。

中国人的性健康教育和相关知识相对比较落后。如欧美国家从 10 岁起就有相应的性生理教育，而中国直到初中甚至高中才有青春期教育内容，性及性健康方面内容则很少涉猎。其结果是中国男性对性健康明显忽视，对性疾病持有回避心态。实际上，性的问题就如同孩子要不断成长一样，该来的必定要来，是不可阻挡的。随着社会文明的发展，人们越来越认识到性健康在家庭生活和生活质量中的重要性，并开始重新认识与理解性和性健康的问题。

男人的性健康理念需要不断强化，性健康活动要加以严格管理，并需要依靠每个人自己来悉心经营，依靠生活中日积月累来实现。但是，长久以来，在我们国家都是谈性色变，如果有人"胆敢"谈起有关"性"的问题，也往往是"犹抱琵琶半遮面"，似乎有些大逆不道的味道，有关性健康的话题根本就难以或不敢启齿。进一步说起对性知识的了解，更是少得可怜，现在已经 40 岁以上的人们，可以说几乎没有接受过正规的性知识教育，基本是通过类似商业炒作或"小道消息"的渠道获取一知半解，有的已婚女性曾抱怨，结婚一辈子却没真正做过女人，实际上就是指夫妻生活不"性"福与不和谐。

近年来性教育才逐渐放开。经过全社会的不懈努力，科学的阳光已经逐步驱散了愚昧的阴霾，人们已经不再回避性的问题，并开始坦然地讨论性与身心健康

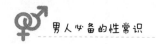

问题。

广大群众迫切需要生殖健康服务。据调查结果显示，我国城市夫妻中从来没有相互亲吻过的人占到1/4；从不抚摸妻子的约占1/2。由此可见，多数男人往往过分偏爱最终的性交过程，却不懂或忽视了情绪的准备过程，这种现象在文化教育程度低下的偏远地区更为普遍，这些人往往只把性看作是一种生活，一种必须履行的义务，而不是为了传递爱，这无疑对生活质量和婚姻不利。

性爱需要感情投入。要想将爱贯注于性生活的全过程，从始至终都要给予认真考虑和运作，必须把情绪准备提前到夫妻生活的每一天。现实生活中，男人和女人都有很多问题需要面对，身心的疲惫和情绪不佳时有发生，此时如果夫妻中有一方想过性生活，而另一方十分勉强或者厌烦，不仅主动的一方会觉得毫无兴致，而被动的一方则更加难过甚至痛苦。这样勉强的性生活时间一长，夫妻之间就容易出现感情裂痕。

由此应该强调：男人应该了解性健康。实际生活中出现的夫妻生活不和谐，绝大多数原因不是由于疾病或生理障碍，也不是心理问题，更不涉及道德或情操。往往是由于一方或双方在性观念方面存在着某些差异或误区，才导致在具体行为上的矛盾与冲突。所以应该充分认识到性常识的重要性，并努力接受更多的性健康常识。

本书采用生动的语言，系统地描述了男人的性问题。作者在总结了多年诊治男性性功能障碍和男性性咨询工作经验的基础上，参考了大量的近期国内外文献和研究进展编写而成，具有趣味性、知识性、权威性、科学性和可读性的特点，并增加了一些趣味性配图，使读者在阅读时不会觉得乏味，为所有的成年男性和女性，尤其是众多的男性性功能障碍患者、科学普及工作者及一线诊治男性性功能障碍的临床医生提供了一部较好的参考书。最后，送给所有男性和关心男性健康的女性一句话：关注男性生殖健康，从我做起，从现在做起。

李宏军　许蓬

2017年3月

目　录

第一章　基本的性常识

1

第二章　男人性器官的发育与性能力

第三章 男人对"性"问题的常见疑问

第四章　不同年龄段男人的性问题

第五章　生活中的点滴关怀让男人更"性"福

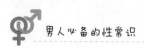

第一章
基本的性常识

1. 男人要掌握必要的性知识

在世界人类的传统文化观念中，有一些非常敏感而又容易被忽视的问题，这些问题的敏感性决定了它们容易引起情绪冲突和心理危机，而人们又往往选择了有意无意地回避它们、忽视它们，并因此而造成了许多误解、迷信、偏见和禁忌。性和性知识就是这方面的突出例证。由于我国的性科学涉猎刚刚起步，性知识和性教育远未普及，因此民间私下里流传着许多谬误的、甚至有害的"性"知识。许多人正是由于轻信了这种谬误信息，才产生了性观念的偏差，最终导致夫妻的性生活不和谐。

在诊治男性科疾病的同时，普及宣传性常识和性知识的工作十分必要与重要。在男科疾病的诊治过程中，我们也发现，有很多到男科求医的患者是因为性知识缺乏和性无知所致，他们的那么一点微不足道的性知识也是通过道听途说，或者用自己不成熟的观察能力所获得的。例如，一个大学生因为阴茎比别人稍微短小而担心会影响到婚后的性生活和生育功能，来到男科门诊求医，就是典型的性知识缺乏的表现，他不知道阴茎大小存在着显著的个体差异，而实际上他的阴茎长度也在正常范围内，生育是由睾丸产生的精子决定的，而不会受阴茎大小的直接影响。广泛的多种途径的宣传健康的性知识，科学正规的诊治男性科疾病，可以消除人们的性困惑，解除性问题带来的痛苦，同时也是对江湖游医和虚假广告的有利抵制，使其没有行骗的市场。

据调查，夫妻性生活不和谐绝大多数原因不是由于疾病或生理障碍，也不是心理问题，更不涉及道德或情操。不和谐的原因，往往是由于一方或双方在性观念方面存在着某些误区，才导致具体行为上的矛盾与冲突。所以，充分认识到性常识的重要性，并努力接受更多的健康性常识，对于男人淋漓尽致地唤起性欲望

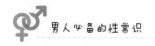

和发挥性能力是相当关键的。

此外，正处在接受知识和身体快速发育阶段的青年男性，尤其是大学生们对性知识和性健康都非常关注，也迫切需要获得科学健康的性知识。很多人都极力主张在大学期间，甚至在中学生阶段开展性教育，我们也很支持这样的想法。性知识特别贫乏的孩子，经常被同学笑话，也迫使他们由于好奇或解除困惑的心态而盲目地攫取性知识。然而，尽管他们很希望搞清楚许多性方面的问题，但在很多方面还是不清不楚，而且性方面的以及其他一些健康方面的知识对他们以后的生活及身心健康都是非常重要的，因此很有必要知道一些。但在目前阶段，我们了解这些知识的渠道还是太有限了，远远不能满足社会的需求。而且，社会观念上对这方面仍有一些偏见，性方面既正规又有趣的宣传媒介太少了，与之相反的是，市场上充斥着大量的很低劣的淫秽书籍、光盘和黄色网站。社会上的小青年和大学的男生们几乎都看过"毛片"（黄片），我们觉得这种方式虽不值得提倡，但现在看来似乎已经很普遍了，许多人也习以为常了，但这里面却潜藏着巨大的危机。

2. 性生活不仅仅意味着性交

性生活是夫妻间表达感情、传递爱意的重要手段。在夫妻性生活中，男人最终是会出现高潮和射精的，但这并不能算做是性生活的全部内容，更不是它的首要目的，它必须包括夫妻双方预先的身体上的健康、心理上的准备、生理上的配合和性交后的恩爱阶段，而且性生活最终效果如何，在很大程度上取决于全部过程完成情况的充分圆满程度。

有些男人常会自觉或不自觉地把性交过程看作第一位的、不可调整的，造成了性生活的过于急切、粗暴和简单的程序化。做丈夫的极其容易忽视或否认妻子的情感需求，把性生活简单化，变成一系列动作而已，严重者会为了显示自己"性能力强"，而粗暴地强迫与妻子过性生活，极大地伤害了妻子的人格与情感。总之，他的"性"虽多，爱却少，或带给对方的是痛苦和厌恶，而不是身心愉悦。其实多数妻子最看重的并不是性交的过程，感情交流与性生活相比，绝大多数的妻子更重视前者，而不是后者。

据调查结果显示，我国城市夫妻中从来没有相互亲吻过的人占到 1 / 4；从不抚摸妻子的约占 1/2，但绝大多数的夫妻认为自己的婚姻生活是和谐美满的，或者是比较满意的。由此可见，多数男人往往是过分地偏爱最终的性交过程，却不懂或忽视了情绪准备的过程，这种现象在文化教育程度低下的偏远地区更为普遍，这些人只是把性看作一种生活，是一种必须履行的义务，而不是为了传递爱。这无疑对生活质量和婚姻稳固不利。

要想将爱贯注于性生活的全过程，从始至终都要给予认真考虑和运作，必须把情绪准备阶段扩大到上床之前（更加广义的准备阶段甚至可以提前到夫妻生活中的每一天），同时将这种情绪维持到性交结束后的相当长的一段时间。

现实社会中，男人和女人都有很多问题要面对，身心疲惫和情绪不佳的时刻时有发生。此时，如果夫妻中的一方想要过性生活，而另外一方十分勉强或者厌烦，"办事"之后，不仅主动的一方会觉得毫无兴致，而被动的一方则更加难过甚至痛苦。这样勉强性生活的结果时间一长，许多夫妻往往会形成恶性循环：越是突发地匆匆行事，就越是极其狭隘地理解性生活的内容，也就越缺乏交流和深切感受，心理疲劳也就越是加重，结果把性生活变成消极、冷漠和缺乏激情的"机械化运动"，难以体会性生活带给夫妻双方的真实感受，还可以诱发男人的各种性功能障碍和女人的性冷淡，并丧失了爱心、情趣及性的和谐之美。中年以后的男人经常出现这种情况，但许多年轻的，甚至新婚不久的男人也抱怨"没意思"，其实是由于同样的原因。因此，无论男人还是女人都应该切记：为了爱而性交，而不是为了性交而性交。把握了这个基本的出发点，一切的问题就都可以理解了，也顺理成章地容易实现了。

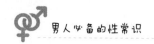

3. 性欲望和性功能是一回事吗

　　人们往往对生活中的许多现象熟视无睹，这也反映在了对性问题的认识上。许多男人对性、性欲望和性能力到底都代表了什么，未必能说得出来。也许你以为性能力就是指性交能力，而这种能力到底表现在哪些方面，却一无所知。许多男人在谈及性的问题时，常会不自觉地混淆一个概念，即将性欲望和性功能混为一谈。许多人可能并没有仔细地研究或探询过这个问题，而笼统地将性欲望和性功能看作是一回事。实际上，这两者还是有区别的。

　　所谓性欲望是对性的一种要求、一种渴望的心情，而性功能则是将欲望化做的具体行为方式或具体行动，完美和谐的性生活需要性欲望和性功能的协调和统一。的确，许多男人完美地集中了性欲望和性功能于一身，充分地体验了性所带给自己的愉悦；但是，也有很多人却不能将两者和谐地统一起来，可能需要不断地摸索和探询才最终实现了和二为一的转化；有些男人可能始终没有或者永远丧失了这种转化的能力，并因此而导致了性的各种不和谐和性功能障碍。

　　实际上，出现性欲望和性功能分离的情况很常见，其中有生理性的因素、也有精神心理性的因素、更有疾病等因素在起作用。已经进入青春期发育阶段的青少年，逐渐开始出现朦胧的性意识，也出现了阴茎勃起的能力，并且这种能力还可能来势凶猛，但是处在这个年龄段的孩子们可能还对性的欲望没有一个明确的概念；一个习惯自慰的青年担心自己患了阳痿，这是自作聪明的想当然，一个没有结婚的人还没有"机会"验证自己的性功能，怎么能怀疑自己的性能力（阳痿）呢；老年男人，尽管岁月的磨炼使他们更加珍爱生活、珍惜爱情，对于性的要求（欲望）也很高，但是性功能却在慢慢地减退，直至消失；患有某些疾病的男子，尽管你主观上很想"要"，但实际能力（性功能）却不为他们做主；患有某些传染病的男人，尽管他们的性能力很好，但却不得不抑制自己的强烈的欲望。

4. 性功能与生育能力不是一码事

设想一下，如果丧失了性功能或者不能传宗接代，那对男人来说都将是灭顶的致命打击。因此上可以毫不犹豫地说，性功能与生育能力都是男人十分在意的头等大事。但在日常生活中的许多男人却经常将其混为一谈，不能很好地区别两者。一些男人（甚至包括他们的女人）认为，男人的性功能越强壮，其生育能力也越旺盛，甚至还可能与生男生女有关。这让那些性功能不那么满意的男人忧心忡忡，产生了许多认识误区，甚至可能诱发危机。凭借想当然理解问题，必然会对婚后的夫妻生活带来不良影响，缺乏自信心，而这些都是男人出现和加剧性功能障碍的巨大危险因素，最终可能真的诱发性无能而造成不生育。

单纯凭借性功能的强弱来推断和联想到生育能力的强弱完全是心理上的自我评价，与事实不符。没有性活动是不能生育的，这点大家都知道，但是对于那些有性活动（甚至性功能十分强劲）的男人也不一定都能够具有生育能力。在男科门诊患者中，绝大多数求治不育的男性的性功能是正常的，但他们却依然为难以繁育后代而苦恼。实际上，性功能的强弱只决定了男人主动参与性活动的积极性及其在性活动过程中的表现，却并不能替代生育能力。一个健康男人，只要具有发育良好的生殖器官、健全的性心理、完整的血管系统、正常的神经内分泌活动及必要的性知识和性技巧，就具备了具有正常性功能的基本条件。但是对于男人的生育能力来说，单纯具备这些还是不够的，男人的生育能力主要决定于睾丸内的精子数量及其质量，只有当男人具有一定数量（几千万，甚至上亿）的形态正常且具有相当水平"战斗力"（活动能力良好）的精子，才能具有自然生育能力。

因此，性功能与生育能力是密切相关的，性功能是实现生育愿望的过程，是男人生育能力的基本保障和前提，而睾丸产生的精子才是生命的种子和男人生育的根本。就如同农民在种地过程中的播种与种子开花结果是一样的道理，播种只

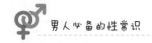

是过程，而硕果累累是种子的功劳。至于生男生女，尽管可以受到某些内外因素的影响，基本上也是完全的自然随机选择，与性功能强弱没有任何关系。

由此看来，一些性功能良好的男人未必各个都有"真货"（精子），也可能是外强中干；而那些性功能不太强劲的男子，由于对生育知识的认识不足导致的自卑，盲目地担忧自己的生育能力是没有科学依据的，完全是自寻烦恼，大可不必。

5. 偶尔的性交失败并不能说明丧失了性能力

许多男人将性能力仅仅狭隘地认为是进行性交的能力，这也是他们在遭遇性交失败后所反映出来的巨大的挫败感和严重的焦虑心情。实际上，性能力所包含的意义远不止直接的男女性交的能力，还包括相当广泛的爱的含义在内。

首先，你喜欢你的女朋友，从内心想和她深入接触，这就是性能力的一种体现。

其次，在你与女朋友的交往中，随着感情的加深，必然要有相互亲昵和抚爱的行为，如拥抱、接吻等，这也是一种性能力的表现。

第三，在你选择与爱侣结婚时，表明你已经从心理上具备了比较完整的性思维过程。

最后，你的生殖系统的某些"动作"也会反映你的性能力，这些"动作"有时甚至可能让你"身不由己"。你可以有正常的阴茎勃起、性冲动和遗精，见到自己钟爱的女子会有身体上的"反应"，说明你的性生理结构是正常的。

因此，偶尔的性交失败往往反映的是男人的性经验不足问题，而不是真正的彻底"无能"，全面否定的态度是有害的。在没有性经验的条件下，男人的性交失败者苦苦思索性生活的不幸经历，进行强迫性思维，总是寻找自己的不足，就会造成一种思维定式，明知不应想某件事，却不由自主地去想，并臆造出自己的性能力不行的假设，也是一种杞人忧天，让这些事事都求尽善尽美的男人很不自信，也觉得做男人很难。

多数出现性问题的男人显然不是躯体出了毛病，而是心理出了毛病。心病还需心药来医，既然是心理出了毛病，就必须加以正视，努力调整矫治性方面的心理状态，放宽你的完美主义，只要有爱就会有相应的性能力。

6. 性交时间到底应该多久才算是标准的

一些男人，在聚会或闲聊时常常会炫耀自己的性能力，尤其是能够在性交过程中坚持得"久"一点，这可以让同伴们倍加羡慕，尽管其中可能有很大的"水分"，性生活的质量也不一定就真的会很高，但这充分反映了男人对性交时间的"看重"。许多男人也坦然承认，自己的性交时间或长或短，或者没有一定的规律。那么，男人的性交时间到底有没有一个极限？性交的时间有没有一个正常范围？

实际上，性交是男女两性情爱与性爱发展到顶峰时，两者肉体与精神的结合过程，这个过程可以是非常完美的，但更多的是不同程度的不尽完美，也有的夫妻的性生活是完全失败的。这是因为性交时的感受也受诸多因素的影响，如身体健康状况、情绪、性兴趣、环境、年龄、距前次性交的时间等，并明显存在着个体差异，不同的夫妻之间对性交时间的要求可以有非常大的差异，所以这是没有办法进行比较的"私人"问题，而且绝对不是时间越长越好。

在生理因素方面，年龄对性交持续时间有一定的相关性，随着年龄的增加，性交时间可能要逐渐延长。但是对于老年男性来说，过长时间的性交并不是一件值得高兴的事情，反倒会因为长时间性交造成的疲劳，以及难以达到高潮和射精而痛苦。

从性生理学的角度来研究，单次性交时间还是有一个正常参考值。一般而言，男子每次性交时间持续 2 ~ 6 分钟就已经达到了性交的基本要求，并以 5 ~ 30 分钟为宜。

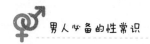

性医学专家们对男人性交时间的长短进行了大量的调查研究，结果不尽相同，但一致认为：不论性交时间长短，只要夫妻双方都感到身心愉悦，达到了性高潮就可以了。

7. 性生活的频度，如何把握

田边地头，茶余饭后，成年男子经常谈论自己或他人的性生活，主题又常常是性生活的频度，男人们之间形成了一种舆论，似乎性生活次数越多，这个男人就越合格，越有阳刚之气，他的妻子也就越满意、越幸福；反过来，性生活次数较少的丈夫被说成是没用的男人，被认为是"不够男人气"。可见，男人对性生活的频度非常重视。

 ## 性生活频度由谁来决定

性生活频度主要是由年龄因素和生理状况所决定的。

成年后随着年龄的增加，男人的各种功能都将逐渐减退，性功能也不例外，这是自然规律，男人的性生活频度也将逐渐下降。有人分析了相关的资料后发现，30～34岁的男人每周的平均性生活2.2次，以后逐年减少，到60～64岁时的每周性生活次数平均仅0.7次。所以，根据年龄的变化，一般推荐性生活的频度为：①新婚阶段：每周3～5次或更多；②青壮年期：每周2～3次；③40～50岁：每周1～2次；④50～60岁：每月2～3次；⑤60～70岁：每月1～2次；⑥70～80岁：每1～2月1次；⑦80岁以上，每1～6个月1次。

除了年龄因素外，影响性生活频度的因素还有很多，如身体健康状况、营养状况、生活习惯、心理状态、夫妻感情、文化教育程度、居住条件、自然环境等。所以，现代医学认为，性生活频度没有一定的标准数据，凡事不能一概而论，个体之间存在着明显的差异，男人的性生活频度还是应该根据个体情况和"性"趣来决定。

 ## 过度纵欲有害

有些男人将性交次数看作是显示男人力量和尊严的象征；个别男人容易放纵自己，沉湎于频繁的性生活中不能自拔；也有的男人只是为了单方面地迎合和全力满足妻子的性要求。因此，这些男人极其容易过分强化自己的性意识，企图在最短的时间内再度勃起，用意志的力量支撑疲惫不堪的身体进行性生活，无疑对身心健康有很大的危害，是不值得提倡的。"红楼梦"中受情蛊惑、枉动风月、竭精而死的贾瑞，中国历史上第一个因纵欲过度最终死在女人床上的汉成帝刘骜，类似的例子不胜枚举。

盲目地推崇性生活高频度的结果还让男人无形中加重心理负担，一旦年龄较大，或偶然遇到特殊情况而不能保持自己所认同的高频率性交，就会怀疑自己患了各种各样的性功能障碍，并因此顾虑对不起妻子，甚至会对自己的整个人格和人生目标产生怀疑或失望。

 ## 严格禁欲也不可取

与纵欲形成鲜明对比的是严格禁欲。有些男人，甚至可以是年轻人，在性交后一旦出现腰酸背痛，就担心性生活频度可能过多了，从而给精神心理带来许多不良影响，并因此而严格限制性交频度，还可能给和谐美满的夫妻感情带来一些不必要的误解和麻烦。个别人则坚信依靠禁欲来养生并完全回避性交。

实际上，严格禁欲的危害并不比纵欲小。禁欲后局部的胀满感不能得到及时有效的宣泄，久而久之会加重局部的充血水肿，对男人的前列腺、精囊和盆底肌肉的功能十分不利。长期禁欲还会因"用进废退"的关系而影响性欲和性功能，最终容易发生性欲低下和各种性功能障碍，并进而影响夫妻感情。

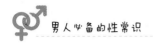

 把握一个恰当的"度"

频度合适的性交会给你的生活带来巨大的愉悦，并焕发出最大的工作热情和最佳的工作效率。所以，把握一个恰当的性交频度十分重要。

判断你的性生活频度是否在一个合适的频度，可以根据自己在进行性生活后不出现明显的疲劳、精神萎靡、腰膝酸软和全身乏力为度，并不应该影响到正常的工作和学习。如果性交后出现无精打采、头晕、腰酸腿软、心跳气短或食欲不振等，则可能提示性生活过度，就应当有所节制，适当地控制房事的次数和强度。例如在性生活过程中的抽动频度和幅度应该减少一点，调整一种不"费力"的性生活体位也可有所缓解，不要刻意地拖延性交过程和射精时间。男人的性生活实践也早已证明了并非"多多益善"，多数的丈夫在亲身的性生活体验中，渐渐地发现自己的性需求实际上悄悄地变化了，从需要大数量转为寻求高质量，并希望获得更深切的情感交流和体验。

8. 你能将精液射多远

一些男人，在关心性能力（主要是性交次数和性交时间）的同时，还愿意比较性生活过程中的许多细节，例如射精的距离问题。能够将精液射得很远的男人，让人倍加羡慕（图1）。有的男人甚至认为，能够将精液射出多远是男人性能力的主要标志，一旦出现射精距离的改变（主要是不如从前那样远了），就担心自己的性功能不行了，并为此而忧心忡忡。

关于男性精液射程的话题历来众说纷纭。通常来说，男性射精的力量、距离和性能力是呈正比的，多数男子都是在射精的同时出现强烈的快感，这和性冲动能量得到释放有关，正常健康男性射精的距离在 20～60 厘米，强壮的青年男性射精的距离可达到一米。但随着年龄的增长和性能力的降低，性高潮时的反应也会有退化的现象，男性射精的力量、距离逐渐减小、缩短，精液不是喷射出来，而是"溢出、流出"的，称为射精无力。50岁以后男性的射精距离在10～20厘米，甚至更短。一些射精无力的人往往伴随有快感的下降或消失，这在男性的自我感受中也很容易能体会到，典型的由射精而产生的心理上的欣慰感大打折扣，甚至无射精感觉，其负面影响常常被放大。

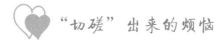

"切磋" 出来的烦恼

29岁的小陈就因此而忧心忡忡地来到医院求助。他焦虑地告诉医生："我以前射精的时候，都是很有冲劲儿的，可是今年我发现自己的射精能力不行了，一点力量也没有，精液几乎都是流出来的，缺少喷射出来的力度，射精的快感也大不如前。本来我并没有太在意，可是与同龄哥们一切磋，才发现自己的问题大了。妻子也似乎有所察觉并对自己有些不满情绪。这到底是怎么回事？射精到底射多远才算正常？或许我有什么疾病存在？"

医生告诉他：射精是输精管、精囊及射精管的一种协调性的蠕动性收缩运动，依靠蠕动把精液送到输尿管的膜性部分，然后在泌尿生殖器官的底部肌肉有一种规律的阵发性（收缩和松弛的替换）痉挛，这种痉挛释放出精液，使它快速穿过阴茎，射到体外，并带给人快感。像你这样的年龄是很少发生射精无力现象的。许多性功能低下和性欲减退的男人，尤其是中老年男人在接受医生咨询诊治的时候，最多述说的症状就是自己的射精能力不行了，以往都是"射"出去的，而现在是"流"或"淌"出去的，因而几乎没有什么性的快感。

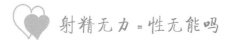

射精无力 = 性无能吗

听到医生这样讲，一丝忧虑明显浮现在小陈的脸上，"射精无力，是不是意

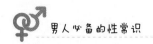

味着我的性功能不再强劲？"

经过必要的性功能检查和评估之后，医生告诉小陈：你的性功能状况基本正常，未发现明显异常。实际上，男人的射精能力确实可以在一定程度上反映男人的性能力、性感受和身体状况。射精越有力、距离越远，本身反映了男人的身体健康状况和体能越强劲，当然也必定会在性生活中有出色的表现。试想，一个身体虚弱或年迈的男人，怎么可能会将精液射得很远呢！但同时应该了解的是，射精的力量因人相异，射精远近是有明显个体差异的，有的男人青春活力强劲、体力足、射程远，释放出的精液射程可超过 1 米以上；有人仅能射出几寸远，或者只是渗出尿道，也未必就一定是病态。所以，对于多数担心忧虑自己射精无力、距离不够远的男人，可能是庸人自扰。

 ## 彼此"心照不宣"最好

"我的好哥们都因此而笑话我，让我很难为情。"小陈痛苦地说。

一些男人吹嘘的自己射精的远距离，往往含有很大的浮夸成分，不足以证明其所言为实，因而不应该引起"听众"的无端自卑情绪。由于这种比较和谈论往往仅局限在非常亲密的伙伴之间，极其罕见会有男人们真的进行射精远近的彼此比较，但大家都会心照不宣，对自己的情况心理"有数"就可以了。所以，作为男人切忌盲目地听信别人的"经验"而产生不必要的心理顾虑。此外，衡量精液射出距离的远近方法，可能会存在明显的差异，不同男人描述的自己射精的距离，由于没有统一的标准而不具有可比性。

 ## 增进射精力量办法多

"可我还是觉得自己的射精能力降低了，要怎么做才能恢复？"渴求的小陈急切地询问。

由于射精距离的远近会随着心情和"性"趣、身体健康状态、性交频度等多种因素的影响而变化，对于一些确实存在明显射精无力的男人，在排除了年龄因素（绝大多数的中老年男人的射精肯定是无力的，应该客观看待自身能力的改变）外，进行必要的自我调整多可获得显著效果。

解除思想压力，掌握科学的性知识，走出性贫乏的误区，树立正确、健康的性观念，并积极地进行全身及局部肌肉训练，是性保健及改善性能力的重要手段，例如积极参加各种体育活动来锻炼身体，进行散步或慢跑、打太极拳、游泳等，增强体质和全身肌肉的张力，使你在性生活过程中更有体力和耐力，可以让抽插动作更剧烈、高潮来得更加猛烈一些。锻炼盆底局部的肌肉意义更大，可以通过简单易行的提肛动作（收缩肛门）来锻炼直接参与性生活的阴茎及盆底肌肉的功能。掌握一定的房事技巧也有良好的功效，例如同房间隔稍微延长一些，可以让精液多积累一些，在射精的时候由于有更多的精液而容易产生比较强烈的射精爆发力。此外，调整工作强度（劳逸结合）、密切夫妻感情、增进对性爱的情趣等都有助于改善射精能力。只有对于那些经过必要的调整而没有任何效果的男人，才需要接受必要的心理咨询、生理功能检查和相应处理。

 ## 提高射精能力，别迷信助性药

"是否可以通过补药来改善射精能力呢？也许保健品效果来得更快！"

值得提出的是，与强大的社会需求相呼应的是短时期内出现了助性药物和滋补壮阳保健品极大繁荣。使用助性药物不能乱来，药物一般情况下是帮助由于身体某种原因，不能顺利进行性生活的患者。而心理健康、生理正常，只是为了纵情享受而盲目使用助性的激素类或壮阳药物，对身体有害。此外，市场上壮阳类保健品泛滥，且过度地夸大其功能和疗效，但往往无一能够达到满意的治疗效果，而只能起到保健的作用。有许多壮阳保健品药物还含有不同含量的化学合成药物的成分，给服用者造成了不良的影响，有些药物对人体甚至是有害而无益的。所以，不要迷信和盲目地服用各种壮阳保健品。

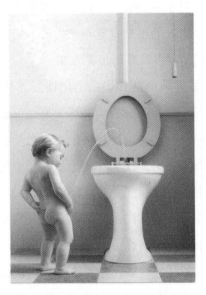

图 1　让人羡慕的远距离"喷射"

9. 努力发掘男人身体上的"性"奋点或"性"敏感地带

人体的某些部位对性刺激具有较高的敏感性，且与性兴奋存在着明显的反射关系，可以促进性行为的发生，增强性兴奋和性高潮的感受，将这些部位称之为性敏感区，性敏感区在男人和女人身体上是明显不同的。许多人可能都听说过女人的体内有一个"G"点，位于阴道前壁距离阴道口 4～5 厘米处的一个区域，大小类似小的钱币，刺激 G 点可以让女人产生强烈的性兴奋，产生强烈的性快感和性高潮，并可分泌一种与男人射精类似的分泌液。至于男人的体内是否也存在这样的 G 点呢？如果能够找到这个位点，将让男人在性生活中获得更大的身心愉悦。

以男人的性感带而言，虽然大都集中在性器官上，但其实从头到脚的每一个

16

部分都应该算性的敏感地带，只是感觉的强烈程度会因人而异，这就需要不断地探索，从经验中体会，进而了解男人的"敏感"地带。

理所当然，男人的阴茎是最直接和最强烈的性敏感地带，而阴茎中的最敏感地带多集中在系带上，也就是位于阴茎头下面的、连接阴茎头和包皮之间的一条索状结构，绝大多数的男人都难以抗拒对其的直接刺激，而这个部位也常常作为医生治疗不射精症（认为是由于性刺激强度不够而使得男人不能射精）患者的首选刺激部位。阴茎的体部对摩擦和挤压十分敏感，摩擦的快感来自上下地搓揉，而挤压的快感则是由于阴茎被握住，而且受到不断的紧握压迫及舒解，可以带给男人强烈的兴奋感。尝试抚摸位于睾丸后方接近肛门的会阴，当你轻轻地触摸这个"敏感地带"时，有些男人会觉得非常舒服的。阴囊和睾丸也是男人的性敏感地带，但与阴茎相比则是小巫见大巫了。

此外，男人的耳朵、口唇、颈部、胸前、乳头、腋下、手指头、肚脐眼附近、大腿内侧、小腿、脚心、脚指头等都可能成为性敏感地带，只不过对于具体的某个男人来说，性敏感带毕竟都有些不同，不妨让你的爱人尝试着在你的身体上探索这些可能存在的"G"点，让你的性感受锦上添花。

世界上的男人形形色色，但男人身上的高频度"性"兴奋点，不外乎有十个：①耳朵；②口唇；③腋下；④手；⑤乳头；⑥肚脐；⑦阴茎及其周围地带；⑧臀部；⑨大腿内侧根部；⑩脚。所以，男人也有他的G点，作为妻子，你只要围绕着这10个部位多加探讨和多摸索，就不难找出你的另一半的敏感地带和比较敏感地带，让你的男人为了你的探索而感动，为了你带给他的欢娱而动情，你最终将牢牢地"控制"住你男人的精神和肉体，让他永远心甘情愿地为你"服务"！

10. 男人对处女膜的偏见和误解

国人关于贞操的传统观念根深蒂固，传统观念中又特别重视女性的贞操，而许多人都将处女膜的完整看作是处女的代表性标志。处女膜是进入阴道的门户，它的形状各异，有伞状、花瓣、半月状、环状、网眼状等多种类型，里外两层均属膜状结构，血运丰富，厚薄不一，但易碎。由于组织结构的脆弱，在受到外力的碰撞后容易出血，也就成了传统婚姻中的洞房"见红"。所谓的贞洁女子，一般是指没有进行过性交的，因而处女膜是完整的，并可以在初次性交的新婚之夜，处女膜的破裂出血而得到"验证"，将完整的自我奉献给托付终身的丈夫，这一"标准"仿佛是无可置疑的。

尽管每个男人的"处女情结"不尽相同，尽管许多男人自己早已偷尝了"禁果"而不再"贞洁"，并可能已经多次"失身"，但是在谈论到女性贞洁问题时，还是比较喜欢贞洁女子的，尤其在选择生活伴侣的时候，更希望能够选择一个"完整"的女子。在某些男人的眼里，未婚女子的处女膜成为衡量女性身价的筹码，完整的处女膜成了女人的"一切"。一些新婚的妻子在遭遇到初夜未"见红"的情况，引起了丈夫的疑心，甚至遭到了不公正的待遇和歧视。

但是，洞房之夜没有"见红"就一定证明女子不是处女吗？情况也并非如此。有一些女子由于处女膜比较宽松，也不一定非要在性交中出血不可；一些参加竞技的女运动员或者会阴部位的猛烈撞击也会让女子过早地丧失了处女膜的完整性。另外，由于体质的不同，每个女子的处女膜的弹性、韧度等情况也有较大的差异，处女膜破裂后的情况也会因人而异，不痛或点滴出血甚至不出血的情况也时有发生。国外报道，有 40%～50% 的处女，在初次性交时并未能出血，也不感到疼痛，国内的研究结果也类似。因此，"见红"不是处女膜完整与否的标准，更不是"处女"和"贞洁"的见证。以未"见红"作为歧视妻子的依据，既显得无聊，也显得无知。此外，即或你选择了一位处女膜"完整"的女子，你就敢肯定她是处女而不是手术修补的假处女？要知道，处女膜是可以通过手术来修复的。近来还有人造处女膜可以出售，让女人可以不必"遭罪"就还回处女之身，而那些具有"市场意识"的商家也趁机发了一笔，据称人造处女膜的所有成分都由生物蛋白胶、聚乙烯醇合成膜、药用血红素等组成，跟"真"的一样，连"血"的多少都有所考究，绝对不会被人识破。这不仅是对男人的欺骗，也是女人的自我欺骗，传统处女的意义在这里还有任何价值吗！

从另外的角度看问题，处女膜和性高潮是可以并存的，一个处女膜完整的女子也可能早已体验到了性的感受和高潮。相爱的两个人在一起，情到深处难免有肌肤相亲，亲吻、抚摸、互慰、自慰、口交、肛交等任何翻云覆雨行为，同样可以达到让女子心醉神迷的境地，而仍然可以保持处女膜的完整无损，这是"过来人"都可以体会到的。在这样的情况下，身体结构（处女膜）完整的女子，还是传统意义上的"贞洁"象征吗？

在今天的社会里，婚前性行为已经不再"新鲜"，意乱情迷的女子做出一些超越友谊的举动已经不是偶然事件了，人们已经在潜意识中比较接受了这种性行为，那么许多人为什么还要如此看重处女膜呢？处女膜又怎么能够替代真实的感情呢？这也是为什么个别女人通过处女膜修补手术或购买人造处女膜而欺骗男人的情感，并一再地得手的重要原因。事实上，生理上的童贞远不是女人的"一切"，也不是一生全部情爱所系，处女膜什么也不能说明！婚姻的真谛不在于身体的全部占有，而是两颗心的相互忠贞，是在相互奉献中共同获得和获得升华。结婚前的男人不妨选择一下，是爱情重要，还是那层东西重要！

在很多时候，生活是非常现实的，容不得你去幻想。一旦面对已经丧失了处女膜完整性的爱人，感情的选择是第一位的，真正的感情是完全可以替代处女膜的；否则，没有真情实感，处女膜再完整的女人，你也不可能把她娶进门来的。让我们用一颗宽容的心去理解你的另外一半吧，并让我们好好地珍惜这份感情。

11. "姐弟配"有点儿道理

在现代社会里，由于女性的作用发生了巨大的改变，使得妇女在就业、职位、经济收入和家庭地位上明显地改善了，并涌现出了一大批"德"、"财"、"品"、"貌"兼备的现代新女性，因此在择偶标准上也出现了明显的变化。传统

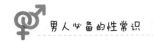

观念的大男人娶小媳妇（娇妻），或者至少要彼此年龄匹配的婚姻观念，已经潜移默化地发生了转变，取而代之的是寻找一位成熟的（而不是小鸟依人般的柔弱）、具有能够承担一定压力的、阅历丰富的、更加有女人味的新女性作为自己的终身伴侣，在青年男人中逐渐成为一种时尚。实际上，从心理、生理和品位上全面成熟的女人，最能吸引男人的目光，也最让男人心动。

从生理和性科学角度分析，"姐弟配"也具有厚实的理论依据。男女的性能力在年龄上的反应是有一些不同的，男人最好的时候是在20岁左右，而女人的最佳状态则是在30~40岁。因此有人说女人是30不"浪"40"浪"，50正在"浪"头上，60还要"浪"打"浪"，可能就是从科学的角度对女人性能力的生动概括。一位妇女在咨询时就讲道："我今年刚33岁，不知道为什么，近段时间，我的性欲望和性要求特别旺盛。听人说，30多岁的人一天来1~2次都算正常，可我的男人却直说受不了，并经常为此而躲避我。请问医生，我俩到底谁不正常？是不是他不爱我呢？问题到底出在哪里？"

从性生理的科学角度分析，这对儿夫妻都不能算是异常的，但确实出现了问题，问题就出在男女在性能力的年龄变化过程中的变化不均衡一致上了。由于传统的封建观念和礼教，使得婚初的女人往往比较含蓄和羞涩，婚后不久又忙于孕育和哺育儿女，而容易忽视性的需求和享受，许多女性潜在的性欲随着时间推移，逐渐被调动起来，在女人逐渐可以"利手利脚"的时候（大约在30岁以后），对性爱的追求变得越发强烈了，而这时男性的"战斗力"却已经今非昔比了。所以，不能说她的丈夫对她的爱意淡薄，更不能说这对儿夫妻哪一个不正常，他们俩都正常，问题就出在年龄上，是造物主在捉弄男人和男人的性能力。从这个角度看问题，封建社会的"童养媳"倒是更加符合人类男女间性生理的和谐搭配。

性科学知识已经逐渐深入人心，性和谐在调动人体的潜在功能、抵御疾病和衰老、密切夫妻感情等方面的重要作用不容忽视，在选择生活伴侣的时候必然也要成为未婚男女的考虑因素之一，而且有可能是非常重要的因素。无论从社会学还是从性科学考虑，考虑选择"姐弟配"的男女们是应该受到鼓励和支持的，而不是被人讥笑。因此，从"性"福角度讲，30 岁的男人选择 40 岁的女人是绝配。

12. 和谐的性生活在于高潮的"同步"

夫妻在性生活中"同步"达到性高潮是所有夫妻向往和渴望的。然而许多结婚多年的夫妻，往往也没有达到性和谐的程度，他们中的一些人对此表现出了极大的遗憾，并因此而可能影响到了夫妻的感情。

和谐的性生活不仅可以满足双方性欲的要求，还有利于夫妻的身体健康。所以，夫妻间希望同时享受这种性生活最高境界的"同步"高潮是可以理解的，也是应该给予支持的，具体的困难也是可以帮助解决的。但是，在达到理想的性爱境界过程中的许多措施也不是很容易起到作用的，毕竟影响因素十分繁多，可能有相当部分的夫妻终生刻意辛勤地探索也没有如愿，可能与他们太过紧张、执着反倒限制了对性生活的仔细体验和充分发挥。

要想达到性生活的和谐，首先要了解男女性在生理上的差别。男人性欲强，冲动出现快，消退也快，性欲主要集中在生殖器官上，发生性冲动进入兴奋期即急于性交；女人性冲动出现较慢，性欲兴趣广泛，需要丈夫的爱抚亲吻，性欲是达到性和谐的前提。

性爱是两个人之间的事，应该如何进行性和谐的探索，应以彼此之间的感觉舒服为最重要的需求，至于要如何做则没有一定的规则可循，只要两人都能好好享受即可。

下面的一些建议可以考虑在摸索性和谐中尝试，或许可以起到松弛紧张神经的作用，可能获得意想不到的效果：①夫妻性生活前要充分做好准备，男人可以采取各种方法来激起妻子的性欲，只有在妻子接近进入了性兴奋期，性生活才容易获得满意。②丈夫切忌性急和粗鲁，决不可只顾满足自己而不顾妻子的意愿，男人要学会控制自己达到高潮射精的时间，可以通过放慢性活动的节奏来实现，

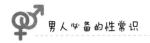

毕竟性不和谐往往来自于女性的高潮时间较晚，女方也不要认为满足丈夫的性欲是应尽的义务而勉强应付。③在性生活中尽量放松，慢慢地体会性所带来的感受和体验，而不要把自己的注意力完全集中在协调性和谐上。④在性生活过程中把握自己的每一个举动，让你逐渐地接近理想境界。⑤把自己的感受告诉妻子，得到妻子的理解、支持和有力的帮助，双方互相尊重、互相体贴、配合默契才可以达到性和谐。⑥男人射精后不要立即结束性器官的接触，还要与妻子交谈，待性欲完全消失，共同结束性生活，夫妻双方都得到了满足，这样才能使性生活充满和谐。

13. 实现夫妻间性和谐的必备条件

美好和谐的性生活需要靠夫妇双方共同努力来实现。为了达到这样的目的，男女双方必须要熟悉自己的和对方的性生理特点，并必须具备下面这些条件：

（1）双方的心理状态良好：要求夫妻感情恩爱，在感情上做到水乳交融，创造和谐的性生活气氛，选择环境安静、心情欢快的时候进行性生活。双方在性生活中主动、默契地配合，密切协作，共同充当"二重奏"的主角。有了恩爱的夫妻关系，是性生活和谐的关键。

（2）双方的生理状态良好：性生活前进行局部的清洁卫生，清除局部不适因素，增加局部润滑感，是性生活和谐的必要条件。

（3）双方没有疾病，具有强健的体魄，且体力和精力充沛：双方生殖器发育正常是保证性器官的肉体接触、使双方均能获得正常性刺激的基础。选择身体健康的时候进行，这样才能两情欢愉，如鱼得水。

（4）掌握科学的性知识：正确驾驶性生活的四个性反应周期，根据男方性冲动较快、女方性冲动较慢的特点，男方刺激女方动情区，要耐心等待，等到女方有性兴奋后始行交接，使双方的"性欲高潮曲线"趋于重叠，达到男女双方性生理上趋于同步。

　　夫妻间性不和谐的原因与当事人的学历和专业无关，可能是多种多样的，主要都集中在对性知识的缺乏上了，例如缺乏必要的性知识、不会性交、不会摩擦抽动阴茎、不知道对方的性反应特点、不关心对方的性反应等，因此双方无法完美配合，性生活难以达到和谐的境界也是可想而知的。

　　总之，性和谐以及对性和谐的要求在不同夫妻间是有着明显差异的，不同夫妻的要求也是不同的，要想获得和谐的性生活，夫妇双方的积极性要同时调动起来，共同实践、探讨、摸索、交流、再创造，这样才能共同获得理想的效果，达到性爱的完美境界。

14. 妻子无欲望，丈夫"性"难尽

　　对于绝大多数家庭来说，和谐满意的性生活是健康生活的完整且不可分割部分。但人群中的性问题广泛存在，并可影响到与配偶的相互关系。男性的勃起功能障碍（ED）影响到夫妻的生活质量，但是有效治疗 ED，重新建立起男性满意的勃起，却并不一定能够重新建立与配偶满意的性关系，这是因为女性也可能存在性功能障碍。流行病学调查结果显示，成年女性中有 18%～76% 承认存在性功能障碍，其中以性欲低下最为常见，值得重视。

　　陈女士的情况就比较有代表性，她在咨询信中写道："尽管我们是新婚，但一般半个月至一个月才做爱一次，而且每次还是在他的竭力要求下我才同意。做爱时，我也能幸福地感觉到快感的到来，觉得做爱是件美好的事情。但是到下一次时，我又提不起精神来。我俩感情很好，但是每天的拥抱爱抚也已经让我不太自在了，我真的对做爱兴趣不大，我是属于性冷淡吗？我该怎么办？"

　　陈女士所说的"性冷淡"，实际上应该属于性欲低下范畴。性欲低下是指缺乏或减少对性生活的主观愿望，包括性梦和性幻想。性欲低下者通常不会主动发

起性活动，只是在伴侣的发动之下才不情愿地参与性活动。性欲低下可能是女性最常见的性功能障碍，常表现为性欲望减退和性厌恶，患者经常表现为对性的反应能力下降而拒绝与性伙伴的性接触，让男人难以尽"性"，并导致显著的个人痛苦或人际关系困难。如果你每次在丈夫"竭力要求下"才勉强同意做爱，又往往"提不起精神来"，逐渐地会让男人感觉到愉快美好的性生活改变了味道，具有施舍、勉强和应付的成分，这会让男人很没有面子，也很扫兴，有时甚至可以败兴，必将严重地伤害到丈夫的自尊心和夫妻感情，并可能导致对方的性功能障碍和婚姻危机，而所有这些后果是男人和女人都不愿意看到的。

造成女性性欲低下的原因很多，主要包括精神心理因素、生理因素（内分泌功能紊乱等）、内外科疾病及化学药物等的影响，并以心理因素为主。任何破坏女性激素内环境的因素，例如自然绝经，手术或药物诱发的绝经，内分泌疾病，营养过剩与过度肥胖，化学因素（某些降压药、镇静剂、酒精、嗜烟、大麻等）等，都可以导致女性的性欲低下。社会心理因素主要包括：错误的信念和信息（不了解阴蒂的作用及男女性反应差异）、对性的消极态度（认为性是肮脏、丑陋和淫秽的）、婚姻冲突（婚姻中非性部分的问题导致性不和谐）、心理冲突（心理困惑）、恶劣的生活方式（工作紧张而充满压力、分居、居住环境差、酗酒、嗜烟等）、缺乏性交流和性技巧贫乏、年龄老化造成的不良心理因素等。

由于性欲是明显受到内在因素与外部环境影响的，主要是受到精神心理和雄激素水平控制，所以对患者及其配偶进行的性咨询和性治疗是最为有效的方法。女人要克服性欲低下，不妨参照以下各个方面进行调整：

（1）调整认识问题：初婚时的女性害怕造成怀孕、疼痛、出血等，对性交往往有畏惧心理，她们还往往缺乏性生活经验，常不能很好配合，加上双方调情不够，分泌物很少，导致男方进入困难，往往导致性交失败，甚至影响到以后的性生活。努力挖掘出内心深处的矛盾和冲突，发现自己的问题所在，纠正错误观念，消除精神顾虑。在对性问题建立正确的认识后，寻找及消除性欲低下原因的过程本身就能促进性欲的重新浮现，不利情况是可以改变的，是大有希望的。

阅读或观看一些具有直接性描写的书刊和影视节目来调动和唤醒浪漫的性情

24

或性幻想，也不失为一种有效的辅助治疗手段，有助于提高性欲望，且一般不会造成挫败感等负面效应。

（2）生理调整：积极寻求医疗帮助，进行健康体检，尽早明确自身的健康状况。将影响性欲的疾病治愈并尽量避免使用伤"性"药物，均有利于性欲的改善。对于确实存在内分泌激素水平紊乱者，在专家指导下适当补充雌激素、雄激素等可能有益，睾酮联合雌激素来提高女性性欲方面已经显示了良好的效果，可以提高性欲，增强阴道润滑作用，消除阴道痉挛和性交痛。

（3）提倡性伴侣参与康复过程：性伴侣对女性的性欲低下可能要负有部分责任，男性在女性性欲低下康复过程中也应该有所作为，这就是著名的"性问题夫妻同治"的新理念。

让丈夫认识到问题的性质和可能原因，增进与妻子的交流，给她希望与支持，但要避免消极悲观情绪或向妻子施加压力。男子应该调整好对自己的认识，要认识到人无完人，多看自己的长处和成就，并经常保持愉悦的心情和良好的性兴趣；不要认为自己是一个彻底的失败者，对女性没有吸引力、性无能，否则男性也将因此而难以享受到健康的性欲。毕竟此时双方需要的都是同情、支持和体贴，而不是猜忌、奚落和指责，否则将只能进一步伤害对方的自尊与自信，使问题恶化，并因此而无形中伤害了自身的利益。此外，男性不仅要摆脱自己的被动地位和消极情绪，还要积极地帮助伴侣一起超越其心理障碍。

上述因素往往不是单一存在的，而是错综复杂的。因此，生活中的女人为了永久地获得性的愉悦，摆脱性欲低下，要在诸多方面多加留意，以免丧失"性"福而后悔莫及。

15. 爱侣间永保性爱和谐美满的秘诀

美满和谐的性生活有赖于爱侣双方情感的交融，将性爱与情爱融为一体，并

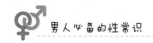

因此而能够永保爱的青春。具体应该以下的几个方面多加注意：

（1）婚前注意彼此检点。许多婚后的性与情感的不和谐可能与婚前的性行为或性经验有关，并因此而导致夫妻生活的不和谐。

（2）婚后避免性交缺乏新意和激情，切忌"千篇一律"的性生活，不要为了性而做爱，而应该为了爱而做爱。共同创造新生活，不断地变换做爱的环境、地点、姿势和体位。这样做才可能不断地密切夫妻间的关系，使得婚姻可以经受风雨和艰辛的考验。

（3）要体谅对方，在对方不能满足你的生理要求时，不要太过计较，过多的责备是要伤感情的，而过分的强求生理满足可能使对方厌倦性交，甚至出现各种各样的性功能障碍或性冷淡。

（4）能够达到肉体与精神情感和谐美满的性爱当然是爱的重要表达方式，但绝对不是唯一的方式，爱的表达形式融汇在生活中的点点滴滴，无处不在。所以，平时要经常表达自己对爱侣的爱意，充分体现自己的魅力，永远保持充满生机的情感，为爱创造温馨的气氛，而不要到做爱的时候才来进行情感的沟通。

16. 真爱不需要太多的技巧和艺术

情爱与性爱是密切不可分割的，情爱可以激活性爱，而性爱又可以反过来强化情爱，无论单纯地强调哪一种爱，都是有偏颇的。有些男人既不强调对异性世界的理解，又不重视性心理的协调与修养，总是集中地强调种种性技巧，似乎不知道几"招"就不配做丈夫。在现实生活中，一些男人往往过分地强调了性爱，尤其是性交的技巧和艺术性，强调了性交动作、姿势和花样上的翻新，强调了性爱的创造性，强调了性爱的品位、质量、档次和环境，对性爱的要求和期望值明显增高了。难道这样做效果会更好吗？这样做真的有必要吗？

由于男人在性生活中所处的地位以及传统文化的影响，人们已经普遍接受了这样一种观念：性生活是否美满取决于男方，尤其是男方在性生活中的技巧如何，并把注意力集中在有性感受器官的那些身体部位上。但性反应涉及众多的生理和心理反应，尽管其中的一种或几种可能起着重要的作用，如性交过程中全身肌肉的紧张度，但其他的反应也是不可或缺的，如强烈的情爱感情的表达和流露。

不得不承认，在科学地掌握性技巧使用前提条件下（①要双方绝对自愿并真正需要，否则将是侵犯对方的人格尊严，而且会造成双方的心理伤害，也不会产生好的效果；②夫妻感情良好；③双方性知识和性态度的水平非常接近，彼此容易沟通和接受对方的安排；④所用的性技巧必须是具有科学性的，并要准确掌握其适用范围的），在夫妻性生活中适当地使用科学合理的性技巧会产生有益的效果。但性技巧本身既不能制造出爱情和关切之情，也难以充分地沟通与交流夫妻感情。如果过分强调性技巧，会使性技巧产生相反的不良作用，将会使性爱的行为变成一种机械的动作，并形成疏远、孤独、人格受侮辱等情绪，必然会削弱了性爱与情爱之间的必然联系。我国的多数妻子们既不需要也不欣赏丈夫的性技巧，尤其反感丈夫把自己当成某种实践的"工具"，让男人在那里一味地"使用"。这种情况下，夫妻只会日益产生隔膜、冷漠乃至冲突。如果过于追究具体的、机械的性技巧，往往既不能制造出爱情和关切之情，也难以充分地沟通与交流。因此，越来越多的人感觉到，那样做的结果是，性不能表达爱，只不过是一种技巧和技能的体现。

正处在精力充沛、激情亢奋阶段的青壮年男人，你完全可以要风得风、要雨得雨，完全没有必要寻找所谓的性爱的感觉和性爱的诀窍，随意挥发都是真情的流露和刻骨铭心的记忆；处在激情不再阶段的中老年男人，也应该是坦坦然然、平平淡淡才是真，跟着感觉走的感觉最好，而不需要刻意强求。实际上，最高级、最通用的"性技巧"不是动作上的而是心灵上的，是尽可能多地把爱慕、依恋、亲密和关心的真情倾注和浓缩于性生活之中。

所以，迷信性技巧而又忽视情感交流的男人，其实是在自讨苦吃。做爱不要太苛求自己，不要太讲技巧和艺术，只要自我感觉不错就可以顺其自然，跟着感觉走。

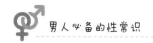 17. 男人，请不要轻易选择体外排精

对于那些暂时还没有计划要孩子的夫妻，选择避孕方法往往成了让他们烦心的事情之一，既要考虑到避孕措施的有效性，还不能对身体的影响太大，以免以后想生孩子的时候带来麻烦。选来选去，其中的一些夫妻瞄准了体外排精作为避孕选择。体外排精法，又称为性交中断法，是男人在射精不可避免阶段，把阴茎从阴道里抽出来，在女子的体外射精，由于没有将精液射入到妻子的体内而起到了避孕目的。

小王已经结婚快1年了，夫妻感情很好，暂时也一直没有生育的打算。起初的3个月，小王的妻子选择服用避孕药物，但是医生说避孕药可能会影响到女人的内分泌激素水平，对以后的怀孕和孩子不利。小王选择了安全套避孕，可他总觉得戴上那东西后，自己的感觉没有那么强烈了，快感降低了许多。于是，小王改用体外射精的方法。可一段时间过后，小生命还是悄悄地在妻子的肚子里孕育了，这让他们夫妻都很扫"性"。

体外排精也和其他的性交过程一样排出精液，对男人的健康和生育功能不会有什么直接的不良影响。但是，体外排精不是很好的避孕法，容易造成意外怀孕，即使结合安全期避孕使用，失败率也还是很高，自然会对男女双方的性心理产生不良的影响。实际上，体外排精法可能是效率最低的节育方式。根据统计数字，如果有100对夫妻使用这种方法来避孕，有30名妇女会怀孕。体外排精法造成避孕失败的原因主要有：①射精前从尿道口流出的液体中可能含有精子，每滴液体内可能含有数万个精子，而让女人受孕只需要一个精子；②性高潮阶段快

速的抽出阴茎过程也不能万无一失，一旦有闪失，可以使部分精液射在阴道内；③有的男人喜欢连续"作战"，一夜之间可以有 2 次以上的性生活，可以使残存于尿道口内的精子"乘虚而入"。

此外，长期体外排精能引起一些相当严重的性问题。使用体外排精法避孕的男女，由于担心意外射精可能会使妻子怀孕，夫妻双方总是在紧张焦虑中度过（本该放松愉快的）性生活，使得双方均容易落入性心理的陷阱，产生不和谐的心理因素，使缺乏性经验的年轻男子养成迅速的射精反应，男子不能在阴道内冲刺到射精为止，不能无拘无束地享受高潮快感；同时也容易忽视了女人满足性快感的要求。因此，男子很快就会养成早泄的习惯，让以后的夫妻生活难以和谐；女人由于难以在性生活中获得满足，也容易出现性冷淡。

由于体外排精法避孕的失败率较高，且长久的体外排精者还可能出现许多性功能障碍，如养成早泄习惯的问题。所以，对于近期不计划要孩子的夫妇来说，可以尝试工具避孕或药物避孕法；如果在相当长的时期内不计划要孩子，需要考虑一个长久的办法，最好不要采取体外排精方法，以免遭遇避孕失败和对性生活的不利影响。

18. 并不肮脏的口交

"口交"是人类性活动的方式之一，是指口腔与外生殖器、肛门及外阴区域的接触，而真正意义上的口交是指阴茎进入口腔的一种性交方式，是用口唇、口腔来刺激阴茎、龟头而达到高潮射精的过程，古代称为含阴或吹箫（形象地将阴茎比作洞箫，而将舔阴称为吹笙，即把阴道比作芦笙）。

通常人们把口交看作是一种淫秽的举动，一种令人恶心的倒错行为，或者是"下流"、"低贱"的性行为，认为是违反了道德准则。几十年前，所谓的口交尚不十分普遍，即便有人乐于此道也只能偷偷摸摸、高度隐秘，很少会有人做公开

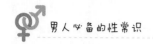

谈论。许多人面对口交问题所持有的"犹抱琵琶半遮面"、"闪烁其词"或莫衷一是的态度，尤其是对这种"另类"性行为的讳莫如深，就真实地反映了人们在这种事情上的为难和尴尬，结果是在无形中把这种性行为变得十分神秘，成了性生活中的一大禁忌。如何客观地认识口交，对健康愉快地过好夫妻性生活是十分有益的。

就生理结构而言，口交本属接吻一类，并非违反自然之举，因为自古以来它就一直存在，而且口交还是最接近或者某些方面甚至超过性交的性行为。但是，从医学的角度来探讨其合理性或科学性，不同的学者还有各自的看法，有人认为口交是普遍存在的、正常健康的性行为，不属于性变态，不会影响健康；但也有人认为口交对人的性心理和身体健康都是有危害的。事实上，只要夫妻感情深厚，双方身体健康，口腔、外阴、尿道没有炎症、溃疡等病变，夫妻间的口交是无可非议的。绝大多数的进行口交的夫妻并未因此而导致疾病，许多夫妇是采用避孕套避孕的，他们口交后在阴茎进入阴道前是要带上避孕套的，从而避免了从口腔到阴道的菌群移生；不采用避孕套性交的夫妇可能是由于长期口交，双方的口腔、尿道和阴道在微生物方面已互相适应。

长久以来，人们对口交颇有微词，甚至认为它是违法的变态性行为。但是，近年来越来越多的人对口交持宽容态度，尤其是在青年人以及教育水平较高的人群中间，口交可谓家常便饭，很少有要再将它看成是变态行为，人们已经把口交当作正常的性生活中的一部分，当作刺激对方的正常手段。况且，我国精神疾病的诊断标准中从来没有将口交列为性变态范围，法律条款中从来没有禁止口交的规定。的确，以口参与性交，可以在触觉、视觉上加深对性的体验，增强性感受。

从人的生理结构来看，性交有专门的器官来负责，即阴茎和阴道，它们的彼此交合过程是天衣无缝的亲密配合。这就决定了人类性生活方式的基本特征和基本常态，违背或偏离这个特征，有人就说这不能算是正常行为。但如果保持这个特征不变，发挥其他器官的作用（如手或口）来激发性欲的产生和亢奋，而且只把它像小插曲一样安排在真正性交之前，那就不能算是不正常，而应该另当别论了。实际上，夫妻间的口交行为的确很普遍，而且多以女性为男性作口交为主，源于双方的彼此不设防、高度的互相接纳和表达对对方的性欣赏。

古代房中术认为，精液是人体的精华，应该加以保护而尽量减少丢失，因此出现所谓"忍精不射"之说，或者希望得到这种精华物质，认为能够延年益寿，青春永驻。所以，在口交中吞食精液并非少见。其实精液中除了精子主要由蛋白质组成之外，绝大部分是水分，没有太大的营养作用，当然也不会对身体有害。

在某些特殊情况下，口交还具有重要的作用，例如某些男性在女性月经期仍想性交，口交是最佳的替代方式；在阴道有炎症或者无任何避孕措施的非安全期，口交也是很好的选择方式；老年男性出现阳痿，以口交作为真正性交的前奏，常可收到意想不到的效果。许多人只是将口交作为前戏，最终仍以阴茎－阴道性交结束性生活过程，或者偶然情况下尝试一下口腔内射精的新鲜乐趣，这是比较容易让人接受的。此外，没有射精的口交作为前戏，是很好的激发性兴奋行为，许多有长期口交史的夫妇双方已把口交作为最普通、最常用的阴道性交前的爱抚性行为。由此看来，口交并非一无是处，作为性活动的一种方式，能为双方带来性快乐，何乐而不为！

男人的性器官相当敏感，尤其阴茎头前缘和冠状沟部分，这也是男人感受性刺激的最敏感部位。男人很喜欢女人舔他的阴茎，如果妻子不排斥，而且又有很精湛的"口技"，做一做又有何妨，性生活毕竟是夫妻间的私事，只要是发生在夫妻之间的，双方都能够接受的性行为方式都正常的。因此，大多数性学家的意见是：只要不是以口交完全代替正常的性交就是正常的。

一些人拒绝口交的理由可能是觉得生殖器很肮脏，口交是否卫生是许多人关心的问题，因而很多人对这种性生活方式产生反感也是正常的，这种方式毕竟在有些人的头脑中有些"反常规"。从医学角度看，只要夫妻双方没有生殖器的疾病，在性生活之前将局部清洗干净，自然不存在不卫生的问题，只是因为阴茎同时兼具排尿功能，自然容易让人联想起卫生问题。现在的社会风气如此开放，口交已经是很常见的性行为方式之一，不过是不是要进行口交也不能因为"他要"或"我要"就进行，还必须配合个人的观念、道德或宗教等意愿，不能强求，否则就失去亲密关系的乐趣了。所以，口交行为必须以夫妻双方自愿为原则，高兴则行，不高兴则止，决定权操在自己的手里，不能强迫任何一方接受口交，这样会弄巧成拙。

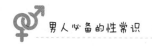 ## 19. "口交" 者要把好病从口入关

男女的外生殖器官皮肤皱襞多，容易成为"藏污纳垢"之所，再加上外阴部分泌旺盛丰富的汗腺和其他腺体，以及可能存在的尿、粪残存物及女性阴道的分泌物，在不透风的情况下容易形成有利于病原体繁殖的环境。因此，不进行必要的清洁卫生就进行口交，会给双方健康带来潜在威胁的担心不是没有道理的。口交除了可以传播一般的性传播疾病外，还特别容易感染粪－口途径传播的消化道疾患，如阿米巴病、沙门菌病、病毒性肝炎、志贺菌病等。在为你喜欢的人进行口交之前，你要懂得保护自己，也要注意保护对方。

（1）保护自己：如果对方的尿道口或阴道口有分泌物，你一定要格外注意，因为正常健康的男性，在尿道口不会有明显的分泌物；健康女人阴道尽管可以有少量的分泌物，但如果分泌物增加、颜色不对头、有异味或女人觉得有局部刺痒，也有问题。另外，如果他的阴茎，或阴部有红肿、红疹、突起物、破皮、溃疡或溃烂，你也要小心，这些都可能是感染疱疹、梅毒和尖锐湿疣等疾病的征象。在这种情形下，不要为他（她）口交，更不要和他（她）进行性生活，以保护自己的安全。否则可以患淋菌性咽炎、口咽部尖锐湿疣和支原体感染等疾病。

从微生物学角度看，口交可导致口腔的菌群失调、微生态失衡，从而引起口腔、咽部及消化系统疾病，尤其是在进行接吻、口交、阴道性交等多种性行为交替进行后的危害更加严重。所以，平时要注意保护身体健康，坚持体育锻炼，饮食科学合理，工作劳逸结合，提高机体的免疫力，可以抵御一般的感染性疾病。

（2）保护对方：口交时要用嘴唇包住牙齿，以免伤害到阴茎，引起坏疽性阴茎头炎、阴茎头溃疡，并因此而容易诱发局部的感染。

（3）出于对双方健康的考虑：即使在确信对方没有感染性疾病的情况下，口交者如果口腔皮肤黏膜有破损之处，哪怕是非常微小的破损，也不应该进行口交。因为人口腔内的细菌是人体中最多的部位，而一般人多有龋齿或牙龈炎，不但他的病原体容易从你的牙龈炎的伤口进入，你口腔内的细菌也可能从他的伤口进入而引发急性感染。

口交作为性活动的一种方式同其他性交方式一样，也必须以双方讲究性生活卫生为前提。仔细地沐浴和生殖器清洗会减少细菌的生存机会。这是以固定性关系间的性行为做前提的，而排斥多性伴乱交的。所以，关键还要正确把握口交的对象。

对于身体健康者来说，这种方式的性行为是绝对不会传染疾病的。但对于有性病的人来说，这种方式则可以传染淋菌性咽喉炎等疾病。性传播疾病也并非完全是由于性交而造成的传播，性病之"毒"也可以从口而入，故同患有性病者的口交也可以传播性病。例如梅毒的病原体是细小的螺旋状细菌，对人体的皮肤黏膜有很强的亲和性，即使是微小的破损，也可以钻进去，而口交时同样可以通过破损的皮肤、口腔黏膜和口腔溃疡面等传染。口交还可能造成病毒性肝炎的传染。另外，艾滋病也有可能经由精液、透过口腔的皮肤破损进入你的血液。但是，这笔账不应该算在哪种性爱方式上，而应该算在性病的头上。

20. 招惹是非的肛交

人类在漫长的进化的历程中，形成了与其他动物都不相同的自然的、科学的性生活方式。适当地变换性生活方式也屡见不鲜，其中不乏有"出格"的"性花样"，并招致了众多的争论和非议，肛交就属于这种"出格"的性生活方式之一。肛交并不流行和普遍，即使发生也是偶然为之，尝试尝试而已，很少有人乐于此道。但肛交一旦成为欲罢不能的习惯时，可能就是性心理障碍的病态表现了，其

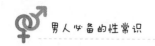

成因多与某些特殊的性经历有关。

　　肛交通常指男性将阴茎插入性对象的肛门进行性交以获得快感，又称希腊式性交，广义的肛交还包括以手在性活动过程中插入肛门的刺激方式。与所谓的阴茎－阴道的"标准"性交姿势相比，肛交是比较特殊的一种，但是绝对不应该算是罕见的一种性行为。过去有人认为这一性交方式只是发生在男同性恋者之间，现在看来这一看法是片面的，调查发现不少女性有异性恋肛交经历。有调查表明，在城市夫妻之间肛交的发生率是7%，另外有13%以上的夫妻，尽管自己没有过肛交，但认为这也是一种获得性快感的性交方式，并不应该遭到反对。性学专家的研究结果也表明，肛门区与口唇一样具有明显的性意义，并可以终生保持相当程度的性感受能力，直肠上的一些触觉点也与性活动有关，男性之间肛交者的性感受还可能来源于阴茎和精液对前列腺的按摩和刺激作用。

　　与常态的性交方式（阴茎－阴道性交）相比，肛交的缺陷和弊端也是显而易见的，主要包括：①阴茎进入肛门口比较困难：调节肛门开闭的肌肉群比较坚实，肛门也比阴道狭窄，阴茎进入比较困难且引起疼痛也在所难免，还容易造成阴茎皮肤和肛门的损伤；②肛门直肠的伸展和润滑作用不如阴道：女性的阴道具有高度的伸展调节潜能，阴道壁的渗出液和前庭大腺的分泌液又为性交提供了充分的润滑作用，为阴茎的顺利无痛进入提供了方便，而肛交却没有这些方便之处；③肛交容易感染疾病：直肠黏膜的强度远不如阴道，强行进入后容易造成直肠黏膜撕裂伤，为精液、血液和粪便中的病原体大开了方便之门；④性感受强度不如阴道：肛门、直肠与阴道相比的动情潜能十分有限，肛交中不能体会到阴道性交所带来的复杂微妙的性爱情趣，因而在心理上和生理上的感受都要大打折扣；⑤某些情况下的肛交是单纯为了满足男人的被迫之举，被动接受肛交者的心理和生理状态都不会很好，久而久之可以影响到彼此的情感和对性的想望，对以后的性生活和正常生活都有害处。

　　选择进行肛交者的心态是不完全一致的。例如，有的女人是出于对男人深切的爱，不愿意让男人扫兴，而答应让其尝试着进行肛交，尽管进行肛交也没有带来什么太明显的感觉，但是为了满足爱侣的需求，也就无所谓了，何乐而不为呢；有的女人是因为男人抱怨她的阴道松弛，造成性交感受不强烈，而选择了比较"紧"的肛门途径性交；有的女人是为了体验不同的性感受，不断地尝试新的性交方式而偶尔选择了肛交；有些女人应男人的要求，来满足男方被动肛交的愿望，帮助男人给他弄肛门，会让他觉得性感受很好；也有的女性因为担心传统的性交方式会怀孕而选择肛交。此外，对于处在不同生理阶段的女人不适合进行直接的性交时，肛交是一个重要的补充手段。例如，女性的行经期内是不适合进行阴道内性交的；怀孕期间为了避免对子宫的强烈刺激而选择进行肛交。

对不熟悉肛交的人来说，肛交可能实在是太难以接受的举动，一定会很疼，而且也不干净（太肮脏了），因此而从生理上不能接受肛交，觉得不舒服；由于肛门括约肌十分有力，肛门黏膜无润滑机制，插入后常常造成不快和疼痛，故初次进行肛交的人可能会感受到紧张刺激，总要伴随着痛苦（肛交很疼），甚至还可能弄裂肛门（直肠黏膜不如阴道上皮那么结实，所以容易在肛交过程中造成裂伤、擦伤，从而引一系列医学问题）而不太喜欢，但是逐渐地放松了自己，就有快乐的感觉了；对于那些已经对此轻车熟路的人们可能会有不同的认识。

由于肛交对双方的健康都构成了潜在的威胁，对于有下列情况者最好回避肛交方式：①肛交可以造成"肠炎"样的症状，并迁延不愈。以腹泻为特征的多种肠道传染病，如细菌性痢疾、胃肠炎、伤寒等，都可以通过肛交传播。当妻子患有上述相关疾病时，男人的性生活方式应该回避肛交。②由于肛交经常会造成对直肠肛门的强烈刺激，某些接受肛交的人可能造成大便失禁、肛门撕裂、肛周肌肉损伤、肛周感染、痔疮、脱肛等直肠肛门疾病，反过来还可以引发男人阴茎（生殖器）的炎症。③患有性病的人进行肛交，可以将疾病传染给对方，出现肛肠梅毒、肛周尖锐湿疣等性传播疾病，无保护性的肛交尤其是艾滋病的主要传播途径之一，直接威胁到肛交者的生命。

此外，在肛交之后的男人，如果选择继续进行阴茎-阴道的方式性交，一定要对阴茎进行彻底清洗后再插入阴道，因为直肠内和阴道内的菌群是不一致的，直肠内的细菌被带进阴道时可以造成严重的阴道炎。

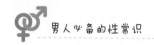

21. 回避不了的手淫

无论是在医院的门诊诊治男科疾病，还是在科普咨询（电话、广播、电视、报刊）过程中，手淫的问题都是出现频度较高的话题，怎么也回避不了，也的确因手淫问题而引发了许多男人的困扰和不安，甚至让其终生也走不出手淫的阴影。那么，就让我们分析一下到底什么是手淫？手淫是如何"伤害"了男人？

实际上，手淫的名称是一种不标准、不规范、不科学的称谓，而应该称其为自慰，但经常被称为手淫，是指自行刺激性器官而获得性快感或达到性高潮的行为，是广泛存在的一种正常的生理现象。因为"淫"在中文为贬义词，用手淫来称呼一种正常生理现象并不恰当，所以提倡使用科学术语—自慰。

在男女两性间有许多共同的自慰方式，包括用手指或床板等物品挤压、按压或摩擦性器官、以手指或物品刺激阴茎或阴蒂。还有人借助于按摩棒，将其插入阴道或肛门内，通过摩擦刺激来获得快感。自慰时经常会伴随着阅读色情小说或观看色情影片，人们也常会在自慰时回想记忆中的美妙画面。

普通的自慰方式一般无害，但需要提醒的是，自慰时凡是插进阴道或者肛门的物件都应保持干净，不能锋利或者容易破裂。不要把任何东西完全插入肛门或者阴道以防不能将其取出的尴尬。另外，男性中还有少数人将异物塞入尿道口以获得性高潮，这样很容易导致发炎或是溃烂。所以，千万不要将任何异物试图塞入尿道口，这是非常危险的行为。如果有异物卡在尿道中，还要尽速就医。

有些人因为受到传统思想的影响，认为自慰一种不良习惯，甚至有罪恶感。现代医学认为适度的手淫是无害而有利的，可以宣泄饱满的性压力，并有助身体的新陈代谢。有研究结果证实，自慰是性心理发展与成熟的必要准备。只要注意卫生及不要过度迷恋其中，就对健康无害。除了肛门自慰可能造成失禁以外，科学家并未发现自慰与任何形式的心里或生理异常之间有关。

适度的自慰不会对身体造成任何伤害，善加利用还可以弥补人们不能进行夫妻性生活的缺憾，如未婚青年、夫妻分居、离异丧偶者、性病患者、残疾人、配偶患病等不能过正常性生活的人群。医生还建议患者采用自慰的方式来治疗功能性不射精，治疗不育症的患者也频繁采用手淫来获得精子。

虽然频繁自慰不会导致持久性损伤，但是还是可能引起暂时性的不适或各种问题，如果因为频繁自慰导致液量减少乃至出现"干射精"，年轻人很可能对此感到困惑，频繁刺激还可能使局部的皮肤出现干涩、激惹、不舒服的感觉，甚至轻度或轻微擦伤。过度的自慰还会增加疲惫感，另外，如果必须每天频繁自慰才能满足，手淫次数达到每天 7~10 次，甚至从早到晚乐此不疲，那就不是自慰过度而是强迫症了，这时候就一定要去精神科找医生看看了。当然，所有的好处都是建立在"适度"的基础上，如何把握一个合适的频度，并没有统一标准，因为每个人的身体和心理都有差别。

自慰并不会导致早泄或阳痿，但如果你发现自己的阴茎勃起功能不足，千万不要误认为是自慰所致，而应该尽早寻求专业正规的咨询和治疗。一般来说没有必要，也不可能完全戒除自慰行为，一定频度内的自慰行为不需要防治，而普及教育则非常重要。对于青少年的自慰现象，只有自慰过度频繁，并扰乱了正常的工作和学习，在自我矫治难以达到理想效果的情况下，才应该接受必要的医学咨询和辅助治疗，包括药物治疗。

总之，对于那些不懂自慰的人，无须诱导他关注和讨论这个问题；而对于那些已经有了自慰行为的人，则应该引导他科学地认识自慰。

22. 因当初中学生理教科书上的一句话，让我恐惧了多年

青春期性教育无疑是男人接受性知识的第一关口，而这个时段的男性也最容易出问题，任何不科学的认识，尤其是在遭遇到比较"较劲"的男子，都将是致

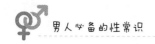

命的打击，甚至对其成年后的生活仍然会产生很深刻的影响。

患者提问：一位匿名的咨询者在网站咨询信中写道：尽管我在××方面表现出令人钦佩的创造力，可我对如何消除因担心教科书上的"一两天一次对健康不利"会推导出一两天一次性生活也对健康不利的恐惧深感无力。我一直无法找到哪种不利影响是一两天一次遗精能造成而相同频率的性生活不能造成的，所以一直无法消除恐惧。每一本可能存在有用信息的书我都买过看过了，包括您的。我当然知道一两天一次性生活很正常，可关键是教科书上的那句话怎么解释呢！对健康不利，具体指什么呢？假如一两天一次遗精会造成虚弱，精神不振头晕乏力，难道相同频率的性生活不会造成同样的影响吗！这不是证明了我的推断吗！您足够权威，我对您的信任几乎相当于对教科书的信任，如果您说书上那句话是错的，我信；如果您认为那句话是对的，也就是说一两天一次遗精对健康不利，相同频率的性生活很正常，那就一定存在某种不利是前者能造成而后者不能造成的，告诉我它是什么？这牛角尖我不幸从少年时期就一头栽进去了，最后请您再次告诉我一两天一次性生活很正常，性生活没有所谓的标准频率。我知道的和您对我写下的意义是不同的，对我相当于一剂强心剂。请一定要清楚明白的开导我，不要说得模棱两可。您是消除我的恐惧的最后希望了，我还能相信谁呢。

我的回复：你好，你不仅在××方面表现出令人钦佩的创造力（你自己说的），而且在医学知识领悟上也有很超强的能力，只是略微跑偏了一点。如同你所说的一样，你有些太较劲，钻牛角尖了。教科书说的表述也不一定完全准确，尤其是有些早期编写的书籍，况且专家们的观点也在不断变化。

遗精是成年男性的性成熟标志，青壮年男性每月遗精3～5次基本上是常态（没有结婚、没有女友、没有手淫），完全不遗精者是不正常的。遗精是精满自溢的一种生理现象，一般精液达到自然满溢的程度需要5～7天左右。诱发遗精除了依靠满则溢的理论外，还涉及性刺激问题，频繁接受性刺激和沉迷于性的男性，其性活动和遗精会频繁一些。大千世界无奇不有，各种各样的反应差异广泛存在，所以遗精的正常范围一般界定在每月3～5次，但是略多一点或少一点也不能算作是异常。一旦遗精达到每 1 ~ 2 天一次的情况下，其溢出的精液对身体健康不会有任何不利影响，但是其潜在的原因可能是医生比较顾虑的，例如局部的炎症或内分泌激素异常，或者发育异常。

　　青少年男性，在性成熟后的性能力是最强盛的时期，每日 1 次性交或手淫并不奇怪，也不会对身体健康造成伤害。随着年龄的增大会逐渐减少，甚至停止。成年男性的性交或手淫排精频度的一个计算公式可以与你分享。年龄的 10 位数字乘以 9 获得的数字就是平均性交次数（当然也存在争议和显著的个体差异），这也只是平均水平，还有超水平发挥的。例如 20 岁男性，2 乘以 9=18，即每周可以有 8 次性交或排精。一个 60 岁老汉的性交频度，则为 6 乘以 9=54，即 5 周 4 次。当然这只是平均水平，也一定会存在较大的差异。一个 30 岁的男性的性交频度大约在 2 周 7 次。那么 25 岁的男性每周平均 5 次左右的性交。

　　在强烈性刺激下的性交是青年男性的正常生理现象；但是在没有显著的性刺激下出现的频繁遗精，则可能是病态，其潜在的原因检查后，加以纠正，基本上就都恢复到常态了。我严重质疑你所读到的那部教科书的严谨性，建议修订时增加一句解释性描述。例如：一两天一次遗精对健康不利，应该更改为：一两天一次遗精尽管不会对健康造成任何不良影响，但是由于其潜在的原因可能对健康不利，并可能成为男性焦虑和担心的根源，尤其是我国的传统观念对 "精" 是十分珍视的，将会进一步加剧这种恐惧，其实完全没有必要的。

　　我可以毫不犹豫地告诉你：每天 1 次性交频度的男人我见得很多，大家都愉快地生活着，似乎只有你在这里自怨自艾。快乐起来，没有任何烦恼，你完全是自寻烦恼。

　　患者的进一步回复：您说我在医学方面有点天赋，我严重怀疑您说这话是否违心。您对我的问题的解答，看得出是用心了，对此表示感谢。这世上您算是很幸运很成功的那类人了，相信这不会是无缘无故的，您的好心配得上这份幸运，所谓善有善报嘛，愿您永远幸运下去。鄙人从小身体强壮蛮力过人，周围的成年人见到我都会夸上一句 "这娃子长得真强壮"，这导致我如痴如狂的崇拜肌肉猛男，一心只想练得更强壮活的更多荣耀，现在想想正是这点害了我啊！

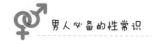

我的回复：我不会随便恭维人的，在我这个位置上，讲话更加小心，以免落下话柄。说你的天赋高是与协和理念契合的。协和医院教育学生（每年要培养一批博士生）需要的就是其逻辑思维能力和解决问题的实际水平。不怕你思维错误，就怕你思维混乱。你的逻辑很清晰，而且能够发现两个事物之间的关联，只是把这个关联连接起来的时候出了一点问题，稍加点拨，就会重归正途。作为医生，也同时是老师，我最怕的是没有想法的学生，更加害怕思维混乱的学生。如果你学习医学，也一定会发现很多事物的内在联系，深入加以研究和分析，必要的点拨，必将有所造诣。

我也不认为我成功了，在医学的旅途上永远没有尽头，永远要面对新的问题，你关注的问题就是以前我没有想到的，但是对公众影响很大极为关注的。

23. 手淫真的是罪魁祸首吗

有一位青年在网上咨询时讲述了他的亲身经历。在邮件中他说道："我已经是一个 20 岁的大小伙子了，但是早在 5 年前的一个偶然机会，一个变态者引诱了我，第一次摆弄了我的生殖器，并射了精。由于觉得这样做的感觉很爽，而后就一发不可收拾，几乎每天都要有手淫，每到上床的时候就好像是必须完成的任务一样让我的心理惦记着这件事。渐渐地我发现自己的身体状态不好了，在 18 岁的时候就出现了可怕的尿频和尿急，会阴部胀痛，晚间失眠多梦，白天无精打采，也出现了白头发。后来听说这可能是前列腺炎的表现。到医院检查据说是无菌的那种前列腺炎，也没有查到支原体和衣原体。很多家医院里的很多医生都给我开了很多的药物，但是基本上都没有什么效果。由于我的心理承受着巨大的压力和负担，学业远远地落在了后面，19 岁就弃学工作了。现在我自己已经不知道该怎么办了，学习、生活和工作对我都没有了任何意义，剩下的只是疾病无尽的折磨，我几乎要发疯了，并几次想到了结束生命，这都是手淫害的。但是，我还年轻，还不甘心就这样去了，希望能有人挽救我，一个几乎绝望的心灵。"

以往认为手淫有害论的观点，现在已经逐渐地被淡化了，但主流文化的偏见仍然认为，手淫仅是性交的补充。实际情况是，手淫具有独立性行为的价值，是标准的性行为方式之一，与性交具有同样的生理反应。适度的手淫不会对身体造成任何伤害，还有利于男人焕发出更大的工作热情和精力。所以，手淫本身无害，一定要顺其自然，不要有心理压力，以免事后产生内疚、自责等情绪，并因此而容易出现许多"想象出来的"疾病，或者将自身的疾病与手淫牵强附会地联系在一起。

另外一位青年在咨询时讲道："医生你好。我今年已经27岁了，未婚，也未发生过性行为（现在恋爱中）。一直以来，我都是通过手淫来获得性满足的，在我的记忆中，以前我的阴茎勃起时是很硬的，但我发现这一段时间以来，即使手淫阴茎也很难勃起，或者勃起也不是很硬，而且一旦停止刺激，阴茎很快就会软下来。我不知道这是不是手淫造成的后果？因为以前我在手淫的时候，即使阴茎不能硬起来也一定要刺激到射精（在阴茎还是软的情况下），并且是想尽快射精，射精后又赶紧小便。而现在我在手淫时会很快射精，对此我很烦恼，不知道会不会是阳痿？因为我还没有结婚，我非常担心！"

这种情况不属于阳痿范畴，但可能是手淫过度，造成阴茎疲劳，或企图在不应期内（刚刚完成射精活动的阴茎在短时间内很难再次勃起）手淫，当然就会出现不能勃起，或勃起不坚的现象了。注意休息即可，让阴茎也有一个自我调整的机会。

以过去阴茎勃起的程度为参照，也缺乏科学道理。阴茎与身体其他部位组织器官一样，都会随年龄的增长而不断变化，各种功能逐渐减退。20岁的男人是处在人生性活动能力的巅峰，对体验性高潮释放迫不及待，性不应期可以很短，与27岁的男性相比在性反应方面就存在较大的差别。各个年龄段男人的性功能都不同，但只要正确地认识到这一点，在心理上进行适当的调试，都可享受满意的性

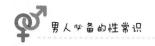

生活，而不一定都需要阴茎达到 100% 的硬度。

手淫情况下出现的射精很快与个人手淫习惯有关，许多手淫者不自觉地养成强迫射精、匆忙结束"战斗"的习惯，以致稍有刺激就会导致射精发生，但绝大多数的男人可以在婚后顺利地过渡到夫妻生活，并在夫妻生活中不断地得到调整和完善。

24. 男人的自慰方式要以安全为前提

自慰，顾名思义就是靠自己的能力，满足自己对性的要求，并从性方面获得快感。自慰绝对不是一种罪恶的行为，甚至自慰还有许多难以想象的好处，它可以宣泄男人过剩的性能量而防止性犯罪，也能舒解紧张的情绪，对于某些特殊的人群还具有独到的意义，如性病患者、残疾人、夫妻分居、丧偶者等。

男人的自慰行为往往比较单纯，几乎都是围绕阴茎进行的，例如有的人靠两条大腿夹、压、摩擦阴茎而完成手淫；有的人靠俯卧体位的阴茎与被褥的摩擦而射精等，但最常用、最直接的方式是握住自己的阴茎，并给予一定强度的摩擦，或者上下地抽动，以达到射精并获得自我满足的性快感，也就是通常所说的手淫。

为了达到增强性感受的目的，一些男人进行了自慰方式的尝试和改进。有些协助自慰的方式是安全有效的，而有些方式却存在着潜在的隐患。例如，有的人使用筒状的器物，或者大口径的瓶子来紧紧地箍住阴茎，增加阴茎在充分勃起后获得的外部压力而增加性感受。甚至有报道说，个别男人喜欢使用鲜奶瓶作为自慰的媒介，但是当阴茎充分勃起后，却又无法挣脱奶瓶，造成对生殖器官的损伤。还有这么一个男人，将金戒指套在了阴茎上，反复套弄下，勃起的阴茎被紧紧地箍在了戒指内，难以将戒指取下，造成了长时间的阴茎充血肿胀，最后不得不到医院进行特殊处理才解决问题，弄得相当没有面子。有些自慰的方式可能造成生殖器官的损伤，并容易诱发感染，例如有些男人喜欢以温度计、植物的茎枝等植入尿道，借此满足性欲。有人利用"成人用品"市场购买的品种繁多的小道具（自慰器）来自慰。

对生殖器官进行自慰的刺激效果，还可以通过一些其他方面的点缀而加强。有的人边看裸体照片、春宫画面或黄色网站边自慰；准备自慰的男人还可以通过电话来与自己喜欢的特定的人联系，边电话调情边自慰（电话性交）。

由上可知，种种的自慰方式都是人们在"实践"中自己摸索总结出来的，只要不妨碍到别人，你可以寻找和摸索各种不同的自慰方式，但以自己不会受到伤害为前提。

25. 自慰可能带来的麻烦

自慰是一种自己来解决性胀满、宣泄性能量的各种手段，主要都集中在各种方式对性器官的直接或间接刺激，最终达到高潮（射精）的过程，主要包括手淫，或者采用器械助"性"。自慰是标准的性行为方式之一，可以获得与夫妻性生活几乎同样的生理反应过程。善加利用自慰，可以弥补人们不能进行夫妻性生活的缺憾，例如未婚青年、夫妻分居、离异丧偶者、对方患病不能过性生活以及许多的残疾人，并可以宣泄多余的性能力，可以让男人焕发青春和精力。但是，在没有把握好的情况下，自慰也可以给男人带来一些麻烦：

（1）难以顺利完成由自慰到夫妻性交的过渡：有极小部分的自慰男人，在形成了某种方式的自慰习惯以后，除了自己习惯了的自慰方式外而无法射精，毕竟自慰的力度要比女人阴道的力度强烈得多，这给他们过渡到婚后的夫妻性生活造成了难以想象的障碍，一旦与真正女人做爱时，阴茎反而不能勃起、勃起不坚挺、不能在女性阴道内射精等。有些妻子抱怨自己的男人不向她求欢，其实那些男人不一定是不想过性生活，而是害怕性生活不成功，或者很可能已经预先跑去洗手间自慰，宣泄掉了胀满的欲望，再回到卧室的时候，已经没有了任何想法也说不定。

（2）难以控制自己对自慰的向往：许多有自慰行为的男人，往往沉湎于自慰带给自己的巨大快感，而难以控制自慰的频度，但频繁自慰后又会有一种犯罪感，经常不免陷入频繁手淫与强烈罪恶感的恶性循环中不能自拔。

（3）担心自慰会招致疾病而损害健康：尽管众多的研究结果和大量的事实都充分表明，手淫等自慰方式不会对身体造成任何伤害，也不会导致任何疾病的发生。但是，过度频繁的手淫者的情况就很难以说得清楚了。事实上，过度沉迷于频繁自慰的男人，往往由于会阴和盆腔的组织器官过度、频繁充血而容易诱发前列腺炎、附睾炎、精囊炎等生殖器官的感染性疾病或功能异常。

（4）自慰行为曝光后的尴尬：有个别男人，因为自慰时被母亲或姐妹发现，而尴尬至极，或者走上近亲通奸之路。自慰毕竟是自己的事情，而且是私下进行的行为，不便于让别人知道和分享，因此在进行自慰前应该选择安全的时间和地点，不要让人撞见，再为所欲为地进行为好。

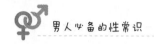

26. 为了增"性"，男人要注意性活动中的"言与行"

性生活是情侣间爱的最高表达方式，为获取高质量的性生活，作为性生活中处于相对主动地位的男人，应当把握好自己的"言与行"，以免让性生活扫兴。

（1）切忌注意力不集中：性欲和性能力的充分发挥与人的精神状态有密切关系，在进行性交时要精神集中、专一，不要顾左右而言他，表现出心不在焉的状态，这是许多女人抱怨丈夫没有情趣之处，也是最让人败"性"的事情。

（2）努力唤起妻子性的激情：由于生理差异，男人的性欲较为频繁，容易被激发并迅速进入性交状态，甚至稍有性内容的刺激就会马上进入状态，而女人的性酝酿过程往往比较缓慢，男人应该主动暗示并帮助妻子尽快完成性酝酿过程，而不宜马上提出性生活的要求。这样做既可以表达对妻子的关爱，又可以使妻子阴道内的生理反应所分泌的"爱液"大量增加，适合于顺利愉快地进行性生活。

（3）同步达到性高潮：在夫妻性生活中，男性大多处于主动状态，射精后就达到了高潮，而女性达到高潮的过程是比较缓慢的。为了让同步进行的性生活中，双方都会有良好的满足感，并对下一次性生活有一种渴望感，男人应该主动地、有意识地"等"一下女性高潮的到来，不要只顾自己的一泻无余，而应该察言观色，及时发现妻子的性反应，努力控制自己的射精愿望，再适时云雨，让夫妻同步进入忘我状态，这也是性生活的最高境界。

（4）高潮后的爱抚：女人一旦进入性高潮会表现出较男性更为强烈的性亢奋，且可以持续更长久的时间，并不因为男人已经射精了就标志着性生活的结束，男人应正视女人的这一性活动规律。所以，一方面男人应该尽量延长女人高潮后的性交时间，最大限度地满足妻子的性余势需求，同时在性生活结束后，男人也不宜马上转身而眠，而应该轻拥爱妻，倾诉一下此次性生活的心理体验及生理感受，从而使双方的感情更加亲近。

（5）理解与宽容：由于两性对性生活需求的差异以及生理特点的不同，男人的性需求并不一定每次都能从妻子那里得到满足。因而，男性应审时度势，当妻子明确表示或含蓄暗示"不给"时，就应适当压抑一下性欲，不应强行房事。否则，妻子处于不愉快的状态下，即使勉强接受，可能会挫伤妻子的自尊心，也容易诱发妻子对性生活的反感和性冷淡。此外，这样的性生活质量往往不高，性交快感也大打折扣，并使一些男人因此对性生活产生了乏味和厌倦的情绪。

27. 身体疲惫不堪的夫妻要缓行房事

小黄是一个正值壮年的工程技术骨干，为了近来单位接受的一个大项目，突击工作，不眠不休，已经连续奋战了几个昼夜，妻子的催促电话也已经接了有无数个了，但是为了顾全大局也没有办法，只好舍小家而为大家了。刚刚可以歇下来"喘一口气"了，他便急匆匆地赶回家里，来看看早已等待得不耐烦了的妻子。在夜深人静时分再次见到心爱的妻子，一股爱意和歉疚之情占据了小黄的大脑，一定要好好地回报妻子一次。而渴望已久的妻子更是"性"致昂然，两个人迅速进入了状况。但是让小黄没有想到的是，自己却在关键时刻"掉链子"了，也说不清楚自己到底怎么了，只觉得心跳的十分厉害，双下肢软弱无力，并出现颤抖、抽筋情况，坚持还不到 2 分钟就"交了枪"，射出了精液，然后就一蹶不振浑身瘫软下来。显然，妻子对自己的表现十分不满，还半开玩笑地奚落小黄："是否在外面干了什么对不起我的事情？"。这让小黄百口难辩，好在他知道妻子是掌握自己"行踪"的。

小黄夫妻间出现的这种性不和谐现象在日常生活中是很常见的，也就是在身体状态极度疲劳不堪的情况下进行性交所带来的难堪境遇。经验之谈的"百里不同房，同房不百里"是一句农村俗谚，讲的就是这样的一种情况，包含了深刻的道理，让夫妻生活不要在劳累后进行。所谓的"百里不同房"是指长途行走以后不宜马上性交；"同房不百里"指的是性交后不宜马上长途行走。当然，广义的"百里"还包括剧烈运动或过度劳动等情况。

如果人们在长途行走或过度劳累以后，未经适当休息就进行性生活，那么，由于肌肉骨骼和性器官同时需要大量的血液供给，可以造成血液出现"供不应求"的局面，一方面使血液难以保证生殖器官的"重点"供应，容易让局部的充血状态不充分，使得男人的阴茎不够坚挺，女人的感受不够强烈；另外一方面供应肌肉骨骼的血流量大大减少，必然会导致全身酸软无力，难以支付性交所需的体力；同时，还加重了心脏的负担，要加快心脏跳动的频度来应付运动器官和生殖器官对血液的需要，并往往会出现"顾此失彼"的尴尬境况。反之亦然，如果在性生活后马上从事剧烈的体力活动，也会让人体的心脏和血液系统顾此失彼、疲于奔命。偶尔出现这样的尴尬情况，对身体健康和性和谐的影响也不会太大，但如果让类似的情况频繁发生，其结果会最终影响到中枢神经的调节功能，对夫妻双方的身体健康、性健康和心理健康都构成了严重的威胁。

实际上，"百里不同房，同房不百里"可能还含有另外一层深意，即如果在过度的身体疲乏状态下勉强同房，由于上述的不利因素，必然造成性生活质量不高，而且人体的功能状态也容易因疲劳而不能胜任，这不仅对疲劳者的自身健康十分不利，还可以影响到双方的性感受，夫妻难以在性生活中感受到巨大的身心愉悦，使得性和谐难以维持"百里"之久。久而久之可以使得双方对性生活的愉悦感受降低，甚至可以使得过度劳累一方对性生活产生厌烦和恐惧情绪，"性"将变得不再重要，甚至可能成为负担，还可以出现诸如阳痿、早泄、不射精、射精延迟、性快感减低、女人性冷淡等各种各样不同程度的性功能障碍，这不仅要影响到夫妻间的性和谐，还必然要影响到夫妻间的感情不和，甚至感情破裂，最终也可能因此而导致劳燕分飞，使得婚姻关系不能维系更长久，相爱的夫妻因此难以白头偕老地走完"百里"人生。

过度疲劳下进行性生活的这种情况，还多见于洞房花烛夜的新婚夫妻和为了生计而疲于奔命的"苦命鸳鸯"，久别之夫妻千里来相聚者也容易因为赶路程而让身体疲惫不堪。如果此时坚决拒绝配偶的性要求，把身体的疲倦和劳累当作理由来回避向对方示爱，长久下去必将伤害到配偶的感情，造成夫妻关系紧张。我们不妨相应地采取一些对策来进行必要的调整，可能会获得意想不到的满意效果。

对于洞房花烛夜的新婚夫妻，为了结婚所付出的操劳和准备过程的劳累程度是难以想象的，应付婚宴也让人晕头转向，还要陪饮大量的酒精，对夫妻双方的体力和精力都有极大的消耗，均不利于彼此充分发挥性功能。所以说，洞房花烛之夜的性生活尽兴固然值得提倡，也让人倍加羡慕，但不和谐不美满也是理所当然的事情。好在来日方长，新婚夫妻也用不着急在一时，长久的婚后共同生活可以让小夫妻尽情地在性生活中遨游和探索。

对于工作过于紧张忙碌的人们，例如经常要在白天辛勤劳作，经常半夜才能回家的人们，即使勉强接受对方进行性生活的要求，也常常表现出应付了事的敷衍态度，或者是力不从心的为难之举，那么，还不如干脆先休息好（睡觉），与对方协商将性生活推迟到次日的清晨进行，这样做一来可以缓解身体的疲乏不适，二来还可以改善性生活的质量，也不会伤害对方的情感，何乐而不为呢！

对于"性"饥渴已久的重逢夫妻，在相聚的那一刻，要想阻止向对方示爱恐怕是难以做到的，在很多情况下也是不智之举。但是不妨采取迂回的方式来缓解彼此对对方身体的渴求。实际上，将阴茎插入阴道内的性交并不是性生活的唯一形式，使用手指（为对方手淫）和口唇（为对方口交）也能让配偶感到同样的满足，这也是性生活的重要方式之一，可以获得与性交同样的生理反应，况且这样做的体力支出也不大。从这个角度讲，即使是在十分疲劳的情况下，性的交流也不是不可以进行的。与此同时，疲劳的一方要抓紧时间休息，尽快恢复体力和精力，以尽早满足配偶全方位得到或占有自己的精神渴求，与配偶合二为一。

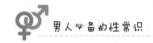

28. 为性生活把握一个恰当的时机和良好的过程

性功能障碍的病因是多种多样的，但许多患者往往是由于在性生活中没有很好地把握分寸所致，他们往往不拘小节、任意行事，最终害人害己。实际上，和谐的性生活是需要男女双方互相弥补、相互沟通而完成的，并需要具备一定的性生活知识和卫生常识。所以，为性生活选择一个合适的时机并顺利圆满地完成性生活是非常重要的，在性生活过程中应该对以下几点多加注意：

（1）选择在夫妻双方身体健康、体力充沛的情况下进行：性生活过程需要消耗相当大的精神与体力，在身体疲惫或患有某些疾病的时候，往往难以支付性生活所需要的精神和体力，使得性生活的质量不高。在身体极度疲劳、患有某些严重的疾病、疾病的急性期、患有传染性疾病、女方的行经期等情况下进行性生活还会诱发某些疾病、使原有疾病加重或对性生活产生恐惧感，因而不利于以后的夫妻生活。所以，不宜在身心疲惫和患有疾病时进行性生活。

（2）选择在夫妻双方心情愉悦的时候进行：性生活应该是在彼此身心愉悦并且有性要求或欲望的情况下进行才可望获得最满意的效果，绝不是只要一方有需求或冲动，而另一方心情不佳时勉强行事，更不要强人所难，这样不仅得不到在性生活中所应有的欢愉，还会使情绪不好的一方心生反感，久而久之可能会导致女人的性冷感或男人的阳痿。所以，夫妻双方任何一方的情绪不佳时，另外一方应该多体贴、关怀和理解，千万不要勉强对方在情绪不好时进行性生活，也不要勉强自己去单纯为了迎合对方。

（3）性生活前双方不要酗酒：有些男人觉得，少许饮酒可以当作是催情的前戏，或者可能会延长性交时间，但是饮酒过量（特别是烈酒）后的性交就不是一件好事了。过多的酒精会导致男性的阴茎勃起不坚而妨碍性生活的顺利完成，酗酒还可以影响到男女双方的生殖细胞，酒后受孕不仅对胎儿会有不当的影响，而且对自己的身体也会有所伤害。所以，不要在酗酒后进行性生活。

（4）为性生活做好必要的准备工作：做爱的双方应该在身体洁净而且卫生的情况下行事才能有益于彼此的健康，也是对对方的尊重。如果选择洗浴，应该在洗浴后适当的休息一段时间，以恢复体力；最简单的清洁方式是将男方的阴茎及女方的阴道口洗净，俗称"洗小澡"，以避免在性生活过程中将细菌或其他病原体带入对方的体内。

（5）性生活的"前戏"不可忽略：有些性急的男人不懂得女人的性生理特点，在女方还没有做好必要准备的情况下就猴急要办事，也因此使得整个性爱的过程草率收兵。这不但不能使自己及女性享受到真正性爱的欢愉，而且还会使女方产生厌恶，甚至是性冷感的主要原因。正确的做法是进行充分的"前戏"，让妻子慢慢地进入角色后在"办事"为好，可以产生最佳的愉悦效果。所以，不宜匆忙"办事"。

（6）由缓到急、由慢到快、由弱到强的性爱过程：性爱的过程中，双方应该要享受的是一场缠绵浪漫的情爱和性爱的最强音，但这并不等于一登场就以粗鲁放纵的暴行为先导，那样的话很容易造成对方的精神和身体的双重伤害。所以，性交应该是一个渐进的过程，不断地将节奏和步伐加快，最终以强大的攻势，让双方身体和心灵感受到最强烈的震撼。

（7）不要为了延长快感而有意拖长性交的时间：一些夫妻在进行性生活过程中往往不知不觉地会陷入各种各样的不良和有害的性生活方式中，并对双方的身心健康和性健康造成一定的影响，必须严加杜绝。例如有人为满足感觉享受，就用紧张的意志抑制和推延高潮时刻的到来。这样使得男女生殖器官长时间充血，从而可引起前列腺的疾病、月经不调、下腹部坠重难受。而且长时间重复这种不正常性交行为，将会引起神经衰弱，损害身体健康。

（8）高潮过后，性爱没有结束：男人射精即达到了性交的高潮，随后的性欲望迅速消失，但女人在达到高潮后的恢复阶段却需要相对较长的时间。所以，在双方达到高潮后，并不意味着性爱的结束，"完事后，事没完"，丈夫应该充分地关心妻子的感受和反应，帮助她顺利地度过高潮后的激情时刻，这样做的意义是可以让女人更加关心男人，并愿意主动配合男人的"性"享受。

（9）在进行性生活过程中，不要有太多的清规戒律或过分地程序化，更不要对每一次的性生活的期望值过高，否则容易因为达不到目标而产生严重的挫败感和焦虑情绪，而这些情绪上的变化特别容易诱发各种性功能障碍。

总之，性生活的完美是人人都追求和向往的目标，如何欢愉自在地享受最强烈的性爱将会是男人和女人穷其一生的探索项目。

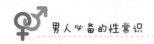

29. 润滑液为你的性生活"润"色

确实有许多男人，在性生活中从来不使用润滑液，一样享受到了性爱的甘美。但是对于某些特殊的性交环境下或对于某些特殊人群，例如在性生活中的"前戏"不够充分，没有产生足够量的"爱"液；部分男女尽管有了充分的"前戏"，但双方分泌的"爱"液都很少；对于中老年夫妻，全身功能的衰退也反映在了性腺分泌上，使得"爱液"分泌贫乏。在这种情况下，如果没有使用润滑液，或者使用的不够充分得当，而你让你的"小宝贝"强行进入女方的阴道，动作又太过激烈的话，不但会令对方感到无限痛楚，也可能会造成包皮裂伤等难堪的情况，你的"小宝贝"要难过痛苦好久不能正常工作，甚至还有可能要医生来收拾残局（缝合伤口）。润滑液对于这部分沉湎于性爱中的男女来说是密不可分的挚友，是再熟悉和再亲切不过了。

30. 性交体位对获得性感受有多大的影响

性交时固定不变的模式既无激情和浪漫，又缺乏新鲜和刺激感，这也是性生活中的最大的悲哀和忌讳。变化性交体位可以让夫妻感受到不同的性快感和心理体会，这不仅是性技巧问题，而是对爱和性的尊重和追求，也是夫妻间情感交流和制造欢乐的重要手段。所以，许多夫妻为了摸索新的和更加有刺激的性交体位而进行了不懈的努力和探索，并总结出了大量的性交体位。许多男人们在调侃时也对此津津乐道，成了他们炫耀自己经验和感受的资本。

其实性交本来就没有一定的模式，也没有规定男人一定要在上面才算做爱，所以你不必觉得有何丢脸的地方，只要你的另一半也能配合你的需要，何乐不为呢？而且，不见得在不同的男性上都会有相同的感觉，因为每个男性的阴茎或多或少都有点不一样，长短粗细各有千秋，妻子对性交体位调整的承受能力和渴望程度也不尽相同。当然哪一种体位适合你，这就需要你自己去体会了！所以，在性交时，不必强求某种固定的性交模式，而最好的性交体位是夫妻间都感觉快乐的任何体位，千万不要为了迎合对方而勉强自己去适应新的性交体位，而是应该将自己的性感受开诚布公地谈出来，才能获得更大的情趣和"性"福。

此外，性交体位的变化有利于保健和提高性爱的质量。例如男人在上位有利于妻子受孕；而身材高大的男人在面对身材矮小的女人时，女上位更让他们喜欢，这不仅可以让女人免受身体沉重丈夫的"压迫"，也让男人不至于为了性交而付出更大的体力。你可以想象吗，一个身材瘦小的妻子，面对一个在她身体上的身材臃肿高大的男人，将会是怎样一种"痛苦"情景吗？

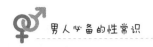

31. 选择生活伴侣，让爱做主（是是非非"同性爱"）

有一种鸟是没有脚的，飞得疲乏了就睡在风里，一生只能下地一次，那就是它死亡的时候。影视巨星张国荣在 4 月 1 日同全世界喜爱他的人开了一个最认真的愚人节玩笑，选择了这种一生只能又一次地腾飞，永远地睡在了风里，随烟飞、随烟灭，飘然离去，抛弃了亿万为他钟情的男人和女人，却让 46 岁的年轻生命从此不老，永远地活在了人们的心里。

张国荣是爱与美的象征，他的艺术造诣无论让男人还是女人都为之赞叹和倾倒。对于人们来说，哥哥的性别已经不再重要了，他的才艺征服了亿万人们的心灵，更重要的是他敢于直面自己的性倾向，一曲"月亮代表我的心"公开了他的爱的选择，是坦承自己同性性取向（同性爱）的第一个华人艺员。人们并没有因此而抛弃他，相反更加珍爱他的才华和勇气，赢得了更多人的爱。张国荣的离去让人们扼腕叹息，他带走了我们太多的思念并减少了人们对地球的留恋，但这毕竟是他的选择，就如同他的性取向一样，我们尊敬他。

真爱，无性别。的确，美好的东西和美好的人是我们都喜爱的，是会让我们产生感情和激情的，而这种感情和激情也是可以转化为爱情的。那么，男人爱上男人就可以理解了。在爱的面前没有性别，选择自己珍爱的伴侣应该让爱做主，而不是性别！正如一首歌曲里唱到的一样"因为爱，所以爱"，爱是没有道理可讲的，爱你，只因为你是你。

自由恋爱是几乎所有男人和女人都渴求的，这也使得人类更加富有人性化的味道。自由恋爱是让人们可以选择自己喜爱的生活伴侣，当然应该包括选择与自己生活在一起的爱侣的性别。无数人经历了难以想象的艰苦努力，已经在很大程度上改变了社会对同性爱和同性爱者的传统看法，同性爱已经从犯罪、流氓、性变态、不道德等的认识，转化到目前普遍接受的认识，即同性爱是一小部分人的自然的"性"选择。既然是自然的选择，就不应该受到任何指责与蔑视；既然是属于一小部分人，就还处在弱势人群状态，就需要社会给以更多的理解和关爱。

同性爱者作为一个弱势人群，不容易为人们所了解，甚至受到种种误解。容纳万物是宇宙的博大胸怀，而容纳同类，对于人类自身来说应该是不会太困难的，至少应该做到不排斥和不伤害同类。绝大多数的普通人对同性爱和同性爱者给予了最大的宽容和接纳，但仍然有个别所谓的"正常"人，在对同性爱大肆攻击的时候，所表现出来的气质和言行简直让人难以忍受，甚至把同性爱看成比卖淫嫖娟更加不齿，并严厉指责同性爱。这可以反映个别人的两种心态：一方面是为了竭力向别人显示自己坚决与同性爱划清界限，急于"洗清"自己；另外一种心态是由于对同性爱的不认识不理解而造成的许多误解所致，并因此而蔑视和诽谤同性爱，结果反倒让周围的人们觉得这样的人的肤浅和没有教养。

实际上，无论是同性爱还是异性爱，爱都是美好的，爱本身是没有错误的。的确有一些同性爱者为了寻求性的刺激，频繁更换性伙伴，并经常与某些性病为伍，但这并不能成为我们否定同性爱的理由，就像我们不能因为有卖淫嫖娟和性病蔓延就要取缔异性爱一样的道理。在性选择问题上我们应该旗帜鲜明地反对各种形式的淫乱行为，而性别并不重要。因此，希望人们能够对弱势人群付出更大的宽容、理解和接纳，不要对自己不熟悉的领域都硬要"说上几句"，发表自己幼稚可笑的论点，而宽容的态度或保持沉默或许是对自己陌生环境的最好理解，还人间真爱一片净土和宁静的氛围。

32. 惹祸的并非是同性的"性"

对于许多异性恋者来说，同性的性行为简直难以想象，更加让人难以接受，并且往往与性病，尤其是与艾滋病密切联系在一起。实际上，持有这种观念的人不仅是异性恋者，在同性恋者中也大有人在，我们经常会在接听咨询电话或者患者来信中遇到类似问题。一位男青年在来信中是这样说的："有一件事这段时间一直困扰着我，急切地盼望能得到您的帮助。我1个多月前和一个人发生了同性性行为（这是我到目前为止唯一的一次性行为）。由于当时没有采取安全措施，事后我一直很怕。一个星期后的一次排尿过程中，偶然翻开包皮，发现我的生殖器上也长了一圈小点（不知道是什么时候长出来的），像小米粒那样大，没有什么特别的感觉，不痛也不痒，但这更让我很是担心，十分痛苦，恐惧占据了我的心，我现在承受着巨大的心理压力，求您帮帮我吧"。

对于具体的这个男青年身体上的问题，确定诊断当然要依靠必要的体检和化验检查，但是根据他的描述（如果他描述的准确的话），阴茎上并没有生长什么大不了的病变，完全是属于一种自然的皮肤增殖性反应，可能早已经存在了，对人体没有任何伤害和威胁，医学上称之为阴茎的"珍珠疹样丘疹"。这个正常的组织反应之所以引起男青年的恐慌，无非是因为他的"越轨"的性行为，并对对方的健康状况一无所知。同样的紧张和恐惧心理当然也可以发生于异性之间的性行为，如经常遇到在门诊接受检查的"嫖客"们和卖淫者们也都遭遇到了同样的困惑。因此，有错的是性乱交，而不是选择什么样性别的人作为你的性伙伴。所以，无论对于同性还是异性的性行为，我们坚决反对的是乱交。

作为一个生活在现代社会里的有头脑的成年人，你怎么可能会相信一个素昧平生的人呢？你又怎么能够敢于将自己最隐私的地方展现给一个陌生人并与之交合呢？而这样做的目的仅仅是为了满足自己的一时生理需求吗？那么，人与动物何异！

第二章
男人性器官的发育
与性能力

男人性器官的神秘莫测为哪般

　　古往今来，人们在评价男人的男子汉气概时往往是根据可见的事实。因而，挺拔的身躯、强健的肌肉和竞技性运动夺冠等的外部表现让人十分羡慕，并因此产生了许多幻想巨人、健美明星和运动健将。同时，男人们还更加在意自己的性能力和与之相伴的一切活动，而阴茎和睾丸则是"完成"这项"重任"的核心器官。围绕阴茎和睾丸的形态、结构、发育和功能等方面，人们有过很多猜想和臆断，有些甚至是荒诞离奇的，并因此在一代又一代人中不断地上演着各式各样的风波、逸闻和闹剧，多数以悲剧结尾，给人们和谐美好的性生活蒙上了一层神秘的面纱。那么，我们男人的阴茎和睾丸到底怎么了？因此，我们专门围绕与阴茎和睾丸有关的一些方面，就群众最关心的问题介绍如下（图2、图3）。

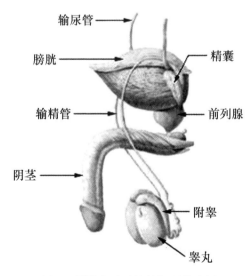

图2　男性生殖系统的概观模式图

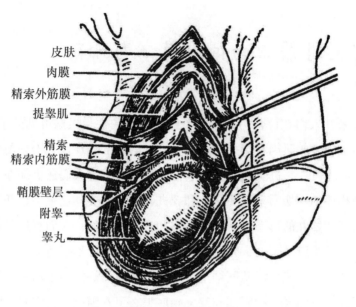

皮肤
肉膜
精索外筋膜
提睾肌
精索
精索内筋膜
鞘膜壁层
附睾
睾丸

图 3 　男人的阴茎和睾丸

2. 男人的 "小宝贝" 揭秘

　　阴茎是男人特有的 "家伙事"，尽管位置隐蔽，却也充分地显示了它的重要性，承蒙了许多 "邻居们" 的多方庇护，安稳舒适地生活在它们的中间，也因此成了 "名" 与 "实" 相符的 "核心" 器官。阴茎的主体是由海绵体构成的，包括保护尿道的一个尿道海绵体和在性交中变大的两个阴茎海绵体。这三个海绵体外面所穿的外衣（皮肤）将 "小宝贝" 紧紧包裹（图 4），而包裹阴茎头的 "外衣" 就是阴茎包皮。当男人受到性的刺激时，性兴奋会让海绵体充血，就像气球一样会阴茎变长、变粗、并变硬，以作性交之用，这就是所谓的阴茎 "勃起"。

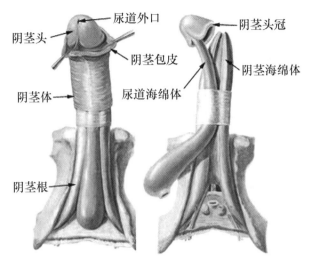

图 4　阴茎: 男人的小 "宝贝"

3. 阴茎发育异常都有哪些种类

你知道吗, 男人的阴茎也会有千奇百怪的形状, 也会表现出多种异常。在男人中出现机会较多的阴茎发育异常主要有 4 种。

(1) 先天性阴茎缺如: 此种情况非常少见。临床表现为男性性染色体, 呈现男性特征, 阴囊可以正常, 但无阴茎发育, 只是在会阴部有一个尿道开口。有些是因阴茎隐匿, 有些则是因尿道下裂产生的。此病可通过阴茎再造术医治。对于那些从小作为女性抚养的患者, 可切除睾丸和尿道, 制造人工阴道, 完成女性再造。

(2) 小阴茎: 这是医学界定的小阴茎症, 是一种先天性异常疾病。患者的阴茎发育较同龄人小。新生儿的阴茎小于 1 厘米。性成熟之后, 阴茎发育也处于较小的范围, 充分勃起后, 阴茎也不会超过 4 厘米。其显著特征为: 不伴有阴囊发育, 睾丸发育不好或缺如, 前列腺也较小, 阴茎无勃起功能, 第二性征发育不

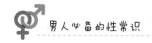

好，没有精子，无生育能力。发病原因为一种幼稚病或性腺功能低下，或性畸形或垂体功能低下以及松果体功能不全等等。在诊治过程中，必须先诊治原发疾病，同时予以内分泌激素的调整。此类患者宜在青春期前用药治疗，否则待成年期后用药，就不会再有作用了。因此，父母和青年朋友应关注阴茎的发育，做到早发现、早治疗。

（3）重复阴茎：即出现2个阴茎。此病又可分为3种情况：阴茎分叉、两种完全性的重复阴茎和罕见的异位阴茎（即在另外一个位置上又出现一个阴茎）。重复阴茎可导致排尿、性交及射精方面的困难。治疗应该根据局部情况和伴发的畸形决定。

（4）巨阴茎：顾名思义，就是阴茎超常的大。导致巨大阴茎的病因有：青春发育期过早熟、先天性痴呆、侏儒症、垂体功能亢进、肾上腺功能异常等等。可以通过对原发疾病和调整内分泌激素水平的方法来治疗。

4. 阴茎位置的异常有哪些

自然界的每一个事物都有着自己的运行规律和存在方式，如果违背了这种自然规律，就要遭遇到许多不利。人体的组织器官也是如此，每一个脏器的位置都应该是按部就班的排放，如果有哪一个脏器"放"错了位置，势必要影响到它的正常功能的发挥。男人的"小宝贝"（阴茎）的位置也可以排放异常，并因此而造成了男人在性生活中的尴尬境况。常见的阴茎位置异常有4种，临床上常见的阴茎位置异常是隐匿性阴茎和蹼状阴茎。

（1）隐匿阴茎：阴茎常隐匿于耻骨前的皮下脂肪内，阴茎看上去很小或根本看不到，主要见于过度肥胖的男性。由于阴茎体的皮肤不足，常常合并包茎，也可伴有尿道上裂。通过手术可以矫治。

（2）阴茎扭转：阴茎可以向右或左侧扭转，是由于阴茎海绵体发育不平衡所致。不影响排尿功能者可以不治疗。

（3）阴茎阴囊转位：又称为"阴茎前阴囊"。正常状态下，阴茎位于阴囊的前方。扭转的阴茎可以位于阴囊的后方。可以通过整形手术治疗，但是患儿常同时合并其他异常，多数于出生后不久死亡。

（4）蹼状阴茎：即阴茎与阴囊融合在一起，阴囊皮肤向阴茎的腹侧延伸，使整个阴茎的体干皮肤与阴囊相通。阴茎与阴囊形成鸭脚的形状，因此得名。对于儿童不会有太大的妨碍，但是可造成一些成年男性的性交困难。通过手术可以修复成型。

5. 请别在意把它"放"在哪儿

男科疾病的病因和表现复杂多样，患者的各种疑问也层出不穷。作为一个男科医生，每次门诊接待患者，都要回答大量的问题，其中的许多问题甚至很奇葩。最奇葩的问题之一来自于一位 22 岁的小陈，他预约了我的特需门诊，讲述了自己的艰难遭遇。自打青春期后出现男人的那点反应以来，几年来他就一直被阴茎的问题折磨着，总是觉得把阴茎放在哪里都不舒服，一段时间阴茎偏向左侧，一段时间偏向右侧，还时不时地向上撅起，无论把它重新摆放在自认为很理想的位置，都还会很快就不按照自己的意愿存在，让自己特别别扭，睡觉也不踏实，整天筋疲力尽、无精打采，甚至因此还影响到了学业，高考也失利了，找了份工作也干得不好，经常被上司责骂。

小陈的困扰听起来很怪异，许多男人并不关心这个话题，也许还没有仔细思考过，但是一旦将其看成是一个问题的话，也许还真的不知道答案，甚至带来困惑。在一次学术研讨会议上，我把这个疑问提了出来，让我感到意外的是，好多男科专业医生对于这个问题的认识也比较模糊，甚至还有几位医生私下问我："到

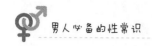

底应该把阴茎放在哪儿最合适，哪里会是其最佳位置？"由此看来，这是一个需要正视的问题。

（1）让它自然放置就好：阴茎是一个无骨的肌性管状器官，位于人体中线的会阴部，悬挂在小腹的下部和阴囊的前面，受到性刺激（无论是视觉、听觉、嗅觉和触觉，大脑的精神心理活动，还是在睡眠中的非自主反应）或局部摩擦均可以诱发勃起，而平时的绝大多数时间里都处在疲软状态。受到重力的影响，阴茎在自然站立或坐位的体位下呈现下垂状态，而在侧卧位（睡眠）中则会自然而然地偏向同侧自然下垂，这还是受重力的影响。

（2）功能状态下的位置也有规律：成年者的阴茎肩负着两大职能：一是排尿，二是性交。在排尿的时候，为了避免尿湿裤子、找准排尿方向而准确地将尿液排入尿池子内，男人可能会借助手的干预来调整阴茎的位置。勃起状态下，则阴茎可以抬起头来向上勃起（竖起），竖起的角度一般决定于年龄，越是年轻的成年男性，其勃起角度越大，阴茎越是向上，甚至可以紧贴下腹部；此时的强行干预，不仅难以让阴茎回归本位，还可能伤害阴茎。偶然在内裤过紧的约束下，可以让阴茎偏离自然位置，也多无大碍，也有的男人会松一松内裤也就释然了。

（3）斤斤计较不利于健康：阴茎的存在自有其规律性，完全不必斤斤计较，让它自然放置，没有必要过多干涉。况且，一旦强加干涉，尤其是违背其自然存在规律的干涉，不仅难以达到让它舒适起来的目的，还会适得其反，让阴茎"无措"。不知道你是否体会过手足无措的感觉，那就是不知道该把手和脚放在哪里的一个烦躁不安的尴尬境况。偶然的阴茎"无措"会带给男人不安，而长久强烈的阴茎"无措"，尤其是强行干预，则会让男人出现巨大的焦虑、恐惧和烦躁，甚至最终会影响阴茎的功能状态，出现各种不利情况。

仔细反思起来，小问题蕴含大道理，都需要调整认识。类似的这些困扰了许多男同胞的疑难问题很可能是生活中微不足道的小事件，却会演变成为隐患和后续出现病症的导火索，而科学调整认识则会给我们提供摆脱疾病的线索，对医生、患者和公众都有一定的参考和借鉴意义。

6. 我的阴茎弯了，怎么回事

阴茎发生弯曲的现象时有发生，并经常给患者带来不小的恐慌。一位 74 岁的老年男性写来的咨询信写道："一年前，阴茎勃起时局部有牵扯感，可见阴茎呈螺旋状向左弯曲，且有小便不畅。平时不勃时无此症状和感觉。半年前发现阴茎下左侧有黄豆大圆形硬结，表面皮肤未见异常。当地医院说是阴茎海绵体炎。请问该如何治疗？"

这位老者的咨询内容可以从三个方面来回答：

（1）是良性病变：这位老先生发生的情况在中老年男性中并不少见，是左侧阴茎海绵体的局部发生了病变，并且最终形成了纤维化硬结，也就是老先生所说的"黄豆大圆形硬结"，医学上称之为阴茎海绵体纤维化或阴茎硬结症。该病可能与阴茎损伤、炎症、糖尿病、衰老、维生素 E 缺乏等因素有关，但是许多患者的病因不清楚。表现为阴茎海绵体上有大小不一的单个或多个斑块样或条索样结节，质地硬如软骨，轻触微痛，在勃起时可出现疼痛和弯曲，但在疲软状态下可以没有明显不适。这是一种良性病变，不会恶变成肿瘤，不必担心。

（2）是硬结弄歪了阴茎：海绵体硬结可以影响到阴茎勃起过程中的正常伸展与舒张，并在硬结处阻碍与牵拉勃起的阴茎，造成勃起的阴茎向患侧弯曲状态。硬结还可使阴茎因勃起而产生牵拉疼痛，从而影响性交。

（3）消除阴茎硬结症，首选药物：部分阴茎硬结症患者可以随着时间的推移而硬结自愈，但是多数患者需要采用积极的治疗措施，治疗方法较多，如口服药物、阴茎硬结局部注射激素、局部放射线照射、手术等。尽管疗效存在明显差异且不确定，但医生往往愿意首先采用药物治疗，包括他莫西芬、己酮可可碱、维生素 E 等。只有对于那些硬结较大、久治不愈且严重影响生活质量，影响性交的患者，才可以采取手术治疗，将硬结切除，但是有一系列的要求，需要与医生

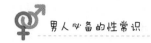

讨论。此外，在日常生活中多注意，包括不要酗酒及饮食辛辣，避免局部强烈刺激，切忌性生活粗暴等。

7. 弯曲的阴茎只有在影响性生活时才考虑进行"修理"

　　某日，一位因婚后不能过性生活而不育的男子来到了门诊求治。检查发现他的阴茎明显地向腹侧弯曲。询问患者平时排尿也不能像普通男人一样站立，常常尿湿裤子，并经常被别人嘲笑，医学上叫阴茎弯曲，属于一种生殖器官发育畸形。由于明显地影响正常性交，也不能将精液射到女性的阴道，因而影响生育功能。手术治疗后阴茎伸直了，很快让妻子怀孕了。

　　每个男人的阴茎形状都不尽相同，多数男人的阴茎不会像直线一样地"笔直"，可能存在一点点弯曲，有的会向上或向下弯曲，或者有一点点偏左或偏右，而程度亦因人而异。这并不一定是由于疾病造成的，也不一定需要看医生并接受治疗，只要不引起不舒服或不妨碍你的性生活就不要再"为难"你的"小宝贝"（阴茎）了。产生阴茎弯曲或者歪向一侧的主要原因是由于一侧阴茎海绵体的发育不均衡或者出现病变，使得患侧阴茎不能正常地舒展延伸所致。也有的人是由于海绵体外面厚韧的白膜分布不均所致。

　　多数阴茎弯曲的男人，弯曲的阴茎对"办事"基本上没有什么大妨碍，也不会对此太在意，当然也没有必要"大动干戈"。但是确实存在个别的男人，阴茎的弯曲程度比较严重了，已经影响到了"办事"了，一般情况下可以达到弯曲45度角以上，并因此而可以影响到了生育后代和夫妻感情，这时候就不能再"等闲视之"了。也有个别人是因为弯曲的阴茎在勃起过程中不断产生疼痛而要求治疗。

　　手术"修理"弯曲的阴茎是比较简单的，在阴茎充盈状态下观察弯曲程度，然后将纤维化了的硬化结节或多余的白膜切除，再进行必要的"修剪"，就可以达到矫治阴茎弯曲的目的了。对于可能同时存在的其他阴茎疾病，可以一并处理，或者分别解决，由有经验的医生决定。

值得一提的是，有部分男人，尽管阴茎并没有给他们带来什么痛苦和不适，但他们对于自己的阴茎稍微有那么一点弯曲十分在意，也十分痛苦，这种顽固的自我形象的不认可、不接受，自己觉得自己的阴茎不那么完美，并进而影响到发挥正常的性功能，造成了严重的社会危害，也给当事人带来了无尽的烦恼，这主要是严重的精神心理因素在作怪，应该接受专业医生的咨询和指导，一定要"听人劝"。

8. 我的阴茎和别人不一样，怎么办

男人们都很关心自己的阴茎大小，尤其是青年男性。江西 21 岁的李某在咨询信中写道："大夫你好：我好久以前就想给你写信了，一直不知道该怎么跟你说。我的阴茎有点和常人不一样，我很苦恼。阴茎在疲软状态下只有 1 厘米，勃起有 12 厘米，尿道口开在阴茎头下方，包皮卷在一起没起作用。我正在谈对象，很担心，很困惑。请您告诉我该怎么办？"。

每个人的高矮胖瘦都不一样，当然包括性器官的发育差异。阴茎对于男人的意义不言而喻，但阴茎的大小同样存在明显的个体差异，与常人不同也不一定是疾病状态，更不一定表明存在功能异常。通常认为，成年男性的阴茎长度疲软状态下在 4cm 以上，充分勃起后应该在 8cm 以上。从李先生自我描述的阴茎大小来看，基本上属于正常范畴。问题的关键是，李先生的阴茎在疲软状态下似乎没有"达标"。

我们通常所观察到的阴茎"尺寸"只是外在的表现，而且多是在疲软状态下的体验，不能完全代表阴茎的真实情况。部分人由于过于肥胖，耻骨前面的皮下脂肪堆积，可以使阴茎体的绝大部分"陷"在其中，使得阴茎难以尽显"全貌"，外观不雄壮甚至完全"淹没"也很普遍。此时，只要用3个指头握住阴茎头，并沿着阴茎体的方向朝耻骨方向推进，即可感受到阴茎的隐藏部分。否则，单纯凭借1cm的阴茎想要勃起到12cm，无论如何也是不可能的事情。李先生不妨自己感受一下"藏"起来的阴茎部分应该是相当可观的。看来，如何确定阴茎大小是一门学问。

至于让人十分担心的"小阴茎症"畸形，与阴茎短小完全是两码事，前者属于疾病，生活中是极其少见的；后者则是正常范围内的个体差异，比较普遍。而尿道口开在阴茎头下方，可能提示存在尿道下裂等发育问题，但需要专科医生检查来确证，轻微的尿道下裂只要没有对排尿和射精产生显著的不良影响，也没有必要接受治疗。

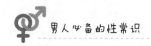

9. 正常男人阴茎大小的标准是什么

医学工作者为定义阴茎大小的范围在不同地区做过很多调查，发现阴茎的大小存在很大差异，往往有地区、种族等多种因素的影响，并有明显的个体差异。

人们对自己和别人阴茎发育的关注，往往是在阴茎疲软状态下进行的，例如在公共浴池洗澡时发现自己的阴茎与别人的不一样。阴茎在疲软状态下因易受各种因素干扰，波动性很大且变化不衡定。因此，此时不是比较阴茎差异的合适时机。由于检测阴茎大小的方法也不尽相同，检测结果必然存在很大差异，疲软状态下的阴茎长短可波动于4～12厘米。所以对于阴茎的测量不应以阴茎的长短作为判断正常与否的标准。

医学认定：男性的阴茎只要能在勃起时进入女性阴道完成性生活，就是正常的。值得注意的是，阴茎小与临床上的小阴茎症是完全不同的两个概念，不可混淆。

10. 测量阴茎长度的正确方法是什么

发育完善的阴茎在疲软状态下变化较大，如紧张、疲乏、寒冷时阴茎会相对缩短。而在充分勃起后，大小相对恒定不变。据此，应选择阴茎充分勃起时作为测量的最佳时机。测量时，为使阴茎的勃起程度最大，可采用牵拉的手法，即用拇指和示指夹住阴茎头的冠状沟处，把阴茎抬平，牵拉阴茎使其充分伸展后，用尺稍用力顶住阴茎根部的耻骨联合处，测量阴茎头（尿道外口）至根部的长度。得出的结果就是阴茎的长度。

许多男人单纯根据阴茎在疲软状态下的大小来判断阴茎长短，容易使得阴茎的实际长度远远低于测量长度，带给男人很大的困扰。还有一些男人，由于过于肥胖，耻骨前的皮下脂肪过于丰满，使得阴茎的绝大部分埋藏于皮下脂肪内，外观上看上去阴茎很小，甚至完全看（摸）不到，让男人徒增烦恼。所以，掌握正确的阴茎长度测量方法十分重要。至于你在测量阴茎长度时，使用的度量工具是什么，并不是十分重要，无非是精度问题，一般不会有太大的差别。门诊的男科医生们经常是根据自己的手指各个关节的长度（例如示指的长度一般在 10 厘米左右）来衡量患者的阴茎长度，给出一个大概的范围，对于判断病情也基本上足以。在男科门诊中，许多宣称自己阴茎短小，见不得人的男人，实际上的阴茎测量长度绝大多数都在 10 厘米以上。

11. 阴茎的大小与人的体格、身高有关系吗

在许多人的头脑里可能都存在着这样的一个观念，即男人的体格、身高

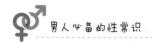

和体质强弱直接与男人的生殖器官的大小相匹配。因此，往往将身材矮小、体态不佳的男人想象成阴茎短小、性无能，或者至少性能力差，并且生育能力也低下；而人高马大的男人则一定具有硕大的阳具、强劲的性能力和旺盛的生育能力。

男人的阴茎大小在不同的人种间确实存在一定的差别，例如在某些黑色人种和白色人种间，男人的阴茎的确要比我们黄色人种男人的阴茎发育粗大一些。但是在具体的人种和种族内部，实际情况却是：在人体的所有器官中，阴茎与整体发育的恒定关系是最小的，阴茎的大小与身体的体重、身高、体质强弱等没有直接关系。一项调查研究发现，阴茎疲软时阴茎最长者（14 厘米长）的身高为 1.75米，体重 72 公斤；而阴茎最短者（5 厘米）的身高为 1.82 米，体重 83.5 公斤。所以，阴茎大小与身材高矮并不成正比。

12. 阴茎的大小是否是性功能强弱、性交效果好坏的决定因素

如何确定男人的阴茎大小是一门学问。在日常生活中，我们所观察到的阴茎的"尺寸"太大或太小都只是外在的表现，而且是在疲软状态下的体验，不能完全代表阴茎的真实情况。阴茎的作用是在勃起状态下完成的，阴茎大小在疲软时的差别可以较大，而一旦勃起后，这种差别减少了。况且勃起功能主要是看"硬度"而不是"长度"，巧妙地应用"剑短枪长"的各自特点在于自己的把握，阴茎的长短是有明显个体差异的，而且阴茎短小者阴茎勃起后可以有明显的增大。单纯凭借表面现象来判断阴茎的大小，并因此推断和联想到功能的强弱完全是心理上的自我评价，是与事实不符合的。由于这种人往往坚持顽固的观点，凭借想当然理解问题，必然会对婚后的夫妻生活带来不良的影响，缺乏自信心，而这些都是男人出现性功能障碍的巨大危险因素，最终可能真的因为性无能而造成不生

育。这种由于对正常发育的认识不足导致的自卑，并进而引起功能障碍（阳痿和不生育），完全是自寻烦恼。

实际上，男人的性能力主要受雄性激素的影响，同时还需要健全的性心理、良好的神经反射、正常的内分泌系统、完善的血液循环及足够的性知识和性技巧。男人完全不必担心自己稍小的阴茎能否满足女性的性需求。因为，一方面女性的阴道具有弹性，伸缩功能很强，可以适应各种大小不同的阴茎。阴道的感觉神经末梢主要分布于阴道的外 1/3 处，该部分在性生活中还会充血、收缩，对插入阴道内的阴茎起到紧箍的作用。这对于双方的性刺激都十分重要。而阴道的内 2/3 部分在性反应中充分扩张，几乎没有感觉神经末梢分布，所以较长的阴茎并不比稍短的阴茎感受和产生更多的刺激。另一方面，女性的阴道内存在一个敏感的动情区，医学上称之为"G 点"。"G 点"位于阴道前壁距外端出口大约 4-5 厘米的位置，正常男性的阴茎勃起后一般都在 8 厘米以上，都足以刺激到女性的性兴奋点，唤起女性的性高潮。第三方面，还在于双方是否掌握和发挥了性技巧，以及是否有一种比较默契的配合。

由此看来，性能力与阴茎的长短并没有太大的关联，有些看来十分雄壮，"阳具"壮硕、巨大，但原来也可能是外强中干，中看不中用；而有些人的阴茎尽管外观上不那么让人满意，但却可以在性生活中有"出色"的表现。枪长剑短各有妙用，关键在于人们如何把握各自的优势。所以，切"勿道人之短，勿炫己之长"。

综上所述，阴茎的粗大并不是提高性生活质量的关键。一味地、过度地担忧不仅不利于自信心的建立，而且易形成一种焦虑情绪，不利于性功能的发挥。

至于一些人十分担心的"小阴茎症"畸形，与阴茎短小完全是两回事，前者属于疾病，而后者则是正常范围内的个体差异。小阴茎症是由于内分泌疾病、染色体遗传疾病、睾丸自身病变、阴茎对雄激素不敏感或特发性（没有明确病因）所致，常伴有性发育不良、无精虫、性功能障碍，但是其发病率极低，生活中是极其少见的。

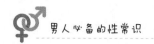

13. 服用性激素和壮阳药以及刺激阴茎有利于阴茎的增粗增大吗

这种观念不正确，方法也不可取，甚至可能有害。

实际上，只有那些真正是由于内分泌紊乱导致的阴茎发育不良者，在补充恰当的性激素（有许多种性激素，要选择正确）后才会有一定的疗效，而且绝对不是都有效，只有一部分患者可以获得部分改善，而且不一定是完全达到理想的疗效。而男鞋私自服用性激素或壮阳药的男人，不仅难以达到阴茎的增粗增大的目的，还可能带来比较严重的副作用，而需要在专科医生的指导下进行。

阴茎的生理解剖结构表明：阴茎由弹力纤维和平滑肌纤维等结缔组织组成，所以各种机械性或手法刺激（如负压抽吸或按摩）都不会产生在横纹肌上（四肢、胸、臀等处）很容易达到的增生反应。负压吸引或手法按摩等造成的暂时性阴茎增粗，并不是真正意义上的增大，只是阴茎海绵体内血液充盈过多所致。通过对阴茎的机械刺激来增粗阴茎，这听起来实在有点自欺欺人的味道。若操作不当还会导致阴茎组织损伤或皮下出血，后果严重。

所以，千万不要盲目听信各种商业炒作性质的广告宣传。

14. 是否有切实有效地延长阴茎的方法

目前，男科学领域有一种延长阴茎的手术，叫作阴茎延长术。

阴茎延长术延长阴茎的机制在于对阴茎解剖位置的适当调整。正常的阴茎通过阴茎悬韧带悬吊在耻骨之下，若露在耻骨外的阴茎（我们可以在外观上直接看到和感受到的阴茎部分）过短，那么在耻骨后的阴茎（我们是无法体会到的潜在的部分）就相对长一些。阴茎延长术就是通过切断阴茎悬韧带，利用手术把耻骨后的部分阴茎延伸到体外，达到阴茎外观增长的效果。从某种角度上来看，这种做法似乎有那么一点自欺欺人的味道，阴茎的真实尺寸并没有实质性的延长，也确实为众多的男人所屏弃，但是也不乏对其执迷不悟者，那也就随其自然吧，只要道理讲清楚了，对于仍然深爱此道者，医生也只有协助患者完成他们心愿的义务了。

　　一般情况下，如无明显不适，且阴茎能正常勃起，有满意的性生活，阴茎大小也适当的情况下就不必做这种手术。实际上，我们没有必要太在意别人如何看待自己的阴茎大小，只要它的功能正常，只要自己的爱人能够接受自己，对自己的性能力满意，那就足够了。

15. 增大阴茎的简单方法

　　虽然许多性医学专家和男科医生都认为阴茎的大小并不重要，但大部分的男人还是很希望自己能有个壮硕的阴茎。但是，由于几乎每个男人的阴茎都是受到先天遗传因素所决定的，打从娘胎时就已经确定了大小尺寸，后天的作为实在难以有让人艳羡的效果，社会上许多宣称可以使阴茎增大的器具或药物蒙骗人的成分居多，效果都是微乎其微。想靠后天功夫去改变，只有动整形手术，这也无非是一种自欺欺人的做法，只是将肚子里的阴茎部分挪到了外边，阴茎也并没有实质性的增大。

　　为此，一些没有害处的家庭内的自我增大阴茎的方法，以及其他的简单方便的方法还是不妨试一试，有些确实有一定的功效或有"显著"的外观改善，即或无法达到真正增长增大阴茎的目的，但无害也绝无副作用，还可以满足男人的迫切和焦虑心情，解除部分男人的心理负担，何乐而不为呢！

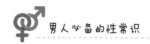

（1）让你的阴茎从"荒草丛"中脱颖而出：有些成年男人，由于体毛（尤其是阴毛）过重，使得阴茎在厚密的阴毛丛中显得瘦小孤单，此时适当地修剪阴毛，尤其是对靠近阴茎根部和生长在阴茎上的阴毛要相对地多去掉一些，阴茎就会有"脱颖而出"的感觉，外观上就显得壮硕多了。

（2）肥胖的男人要减肥：肥胖者，尤其是具有大肚腩的男人，由于耻骨前的皮下脂肪过于堆积，使得阴茎的绝大部分都"深陷"在肚子里，在外观上看到的阴茎就显得又小又短了，医学上称之为"隐匿阴茎"；肥胖还可以增加雌激素的蓄积作用，因而对抗了男人的雄激素作用，使得阴茎的勃起不坚挺，让男人的"雄"风难以尽情发挥。

（3）不要限制阴茎的活动空间：一些爱美的青少年经常喜欢穿体形裤、牛仔裤和紧身内裤，这会让你的阴茎茁壮成长受到空间上的阻碍；还可以因为局部的高温而影响了睾丸的发育和雄激素的分泌，从而更加不利于阴茎的发育。宽松的衣裤和内裤则可以让阴茎发育有充分施展的空间，而裸睡则可以让阴茎得到最充分的发挥空间，可以让阴茎在夜间的自我"锻炼"（夜间频繁的勃起现象）不受限制，这对于处在发育阶段的青少年更加重要。

（4）适当锻炼你的阴茎肌肉：全身运动可以增强所有的肌肉功能，当然也具有增进阴茎肌肉的作用，尤其是跳跃运动，例如举重训练、打篮球、跳绳、弹簧蹦床、跑步都是不错的运动。但是，最直接效果最强的运动还是直接"活动"阴茎肌肉的运动，例如提肛运动简单易行，能在任何场合进行，可以直接有效地促进阴茎勃起肌肉的锻炼。

（5）解除包皮对阴茎的束缚：包茎、包皮过长，尤其是包皮比较紧张的"紧缩型"包茎，以及反复发生包皮龟头炎并有粘连者，可以严重地限制阴茎的发育，应该尽早去除之，最好在青春发育中期阶段进行。许多在成年后治疗的包皮过长和包茎患者会发现，自己的龟头又细又小，与那些有着充裕发育空间的男人阴茎相比，相差太悬殊了。

（6）适时适量地补充雄性激素：雄激素是男人性器官发育的启动因素和决定因素，对于确实存在严重的雄激素水平低下的青少年，例如先天性小睾丸者、垂体性侏儒、克氏综合征（性染色体疾病）等，此时正处在阴茎发育的"关键"时期，根据体内雄激素缺乏程度，在专科医生指导下，可以进行激素补充治疗，以使阴茎发育获得必要的"雨露"滋润，不至于延误其快速生长发育阶段。否则，一旦耽误了宝贵的治疗"季节"，待成年后再补充相应的激素类药物，恐怕就不会有什么明显的效果了。

16. 只有用粗大的阴茎刺激女方的阴蒂才有利于女性达到性高潮吗

此说法不确切。阴蒂是女性最重要的动情区之一。性生理研究结果表明，性交过程中，对阴蒂的有效刺激来自阴茎抽动时带动小阴唇和与之相连的阴蒂包皮来回牵动而引发的。因为当性反应进入兴奋平台期后，阴蒂头已经缩回到阴蒂包皮与下方的阴蒂系带中，所以阴茎的大小、粗细对阴蒂的刺激无直接关系。实际上，在性交前为了更好地刺激阴蒂，增强女性的性欲望，可以用勃起的阴茎摩擦女方的阴蒂。这是一种很理想、很巧妙、也很受欢迎的方法。它还可以在不通过性交的情况下，仍使女性达到性满足，对于部分阳痿和早泄患者以及不适宜进行性生活的男人，它也是非常好的满足妻子的手段之一。

17. 包皮引出的一系列烦恼

包皮位于男性生殖器官前位，紧紧包住阴茎前端（即阴茎头，俗称龟头）的部位，是上帝恩赐给男人小宝贝的贴身保护性外衣。男孩子在青春发育期以前（7~8岁以前）的包皮都比较长，遮盖住整个阴茎头和尿道外口；随着青春期的

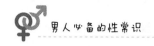

到来，阴茎体快速增长，包皮自动向后退缩，使绝大多数男人的阴茎头和尿道口暴露在外。

包皮过长，是指成年男人在阴茎疲软的状态下，阴茎头完全包绕于包皮之内；阴茎充分勃起后，龟头仍不能够充分显现的情况。包茎则是因包皮口过于狭窄，使阴茎头无法暴露于包皮之外的一种疾病。包皮过长与包茎是成年男性常见多发的发育异常。平均每5名男人中就有1个包皮过长，每20位男人中就有1个患有包茎。

包皮过长与包茎在男人中虽属发育异常或小恙，但广泛的发生率使之具有普遍性，而且危害较大，不可小觑。包皮过长与包茎的男人在排尿后，最后的几滴尿液不易排尽，往往积聚在包皮内，加之包皮、龟头表面坏死脱落的细胞及分泌的黏液物质，直肠会阴部细菌的侵入与繁殖等因素，在温暖湿润的环境下极易形成一种白膜似的物质（包皮垢）。包皮垢长时间得不到彻底清洗，就会对包皮及阴茎头产生刺激，最终可导致其他疾病，如包皮阴茎头炎、包皮结石、包皮色素脱落后形成的白斑病、诱发阴茎癌、局部长期存在炎症、免疫功能降低，通过不洁性生活还更加容易染上淋病、尖锐湿疣等性传播疾病。据统计，包皮过长男人患阴茎癌的概率是包皮"刚好"男人的几十倍。此外，由于过长的包皮"封锁"了阴茎头与外界的直接联系，阴茎在阴道内抽动时，包皮可回缩到冠状沟处，使得平常掩盖在包皮之下的娇嫩的阴茎头比裸露已久的阴茎头将更敏感，不堪刺激，特别容易在性生活中出现早泄现象，让男人懊恼万分。

包茎则由于阴茎头被包皮紧紧束缚住，难以得到外界应有的刺激，发育受限制，可以引起阴茎头冠部周径较小，影响成年后的性生活快感，此外，包茎还可以导致包茎嵌顿，即当狭窄的包皮口不是很小时，阴茎头偶尔可以暴露出来，但狭窄的包皮口会像环一样紧紧地卡在勃起阴茎的冠状沟处（即嵌顿），致使局部血液循环障碍，引起嵌顿部分远端组织缺血坏死，造成严重的后果。

包皮过长和包茎就像一把双刃剑，不仅严重地危害着男人的健康，而且还可通过性生活给女性带来危害。包皮垢在性生活中进入女性的阴道内，可引起女性的阴道炎和宫颈炎，长期的刺激还可诱发宫颈癌。

包皮过长和包茎的男人，临床表现多为一些局部炎症、反复形成包皮垢和异味，于是有些男人就愿意自行服用一些抗生素。这种治标不治本的方法虽然使炎症很快得到控制，但一段时间后就又会出现上述症状。而且还可对抗生素产生抗药性。对于因真菌感染引起的包皮阴茎头炎，滥用抗生素没有任何效果，还往往会加重原来的感染。因此，对于包皮过长和包茎必须标、本兼治。目前临床多采用手术治疗的方法，手术适应证包括：①包茎，尤其是包皮孔道过小，不能顺利排出尿液者；②反复发生包皮阴茎头炎、包皮粘连和其他的合并症；③药物和其他方法无法控制的顽固性早泄；④包皮垢与异味较明显，又不耐烦坚持清洗。

18. 包皮不惹你，就别割它

包皮问题，患者和医生都关注。不久前，一位年轻的母亲向我询问她孩子的生殖器发育问题。谈到有关她的 2 岁 4 个月儿子的发育问题。在孩子睡着后 11 点左右，我们给他"把尿"，因为他一直不想尿，于是孩子父亲检查了一下，结果发现孩子包皮很长，但是开口非常小，以前龟头可以露出来，现在几乎看不到，不知道这算不算什么问题，以前不到一岁的时候，医生做常规体检时教我们经常给孩子往下捋一捋，以免发炎，那时看过，开口挺大的，状态也不是这样。现在孩子平时撒尿等都没什么问题，晚上睡着后，还挺能憋尿的，一晚上不尿床。请您看看是否有问题，谢谢了！

而我的一个基层医生同行也受困于这个问题，希望能够得到全面且权威的回答。他询问："我注意到有文章介绍，我国近年来出生的男孩子 90% 以上都存在包皮过长现象。我想问，这到底属于生理现象还是普通疾病？是否需要治疗？如果接受治疗将带来哪些利弊？"看来这是一个患者和医生都普遍关心而又很困惑的问题，值得重视。

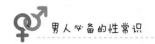

包皮的基本解剖和生理特点

包皮位于男性生殖器前位，紧包住阴茎前端。在小男孩 7、8 岁之前，包皮都比较长，往往遮盖住整个阴茎头和尿道外口，包皮口也多较狭小，但绝大多数并不会带来任何麻烦，也往往不被关注。青春期开始后，阴茎快速增长，包皮自动后缩，就使阴茎头和尿道口暴露出来了。阴茎皮肤可能存在两种让人担心的情况，即包茎和包皮过长。对于包茎，学者们的认识比较一致，即包皮口狭窄且不能上翻露出阴茎头；对包皮过长的认识则存在争议，一般认为疲软状态下的阴茎包皮完全覆盖阴茎头，充分勃起后也不能完全显露阴茎头就是包皮过长。包茎和包皮过长使得包皮垢容易积聚在包皮内，如果长时间得不到有效清洗，会刺激包皮和阴茎头，引起包皮阴茎头炎、包皮结石等症，甚至诱发阴茎癌。尤其是包茎的危害较大，成年结婚后配偶的宫颈癌也与其有密切关系。

科学对待包皮问题

如何对待包皮过长和包茎是许多小儿家长和成年男性自己都十分关注并必须面对的问题。实际上，小儿的确普遍存在包皮过长和包茎，这是发育过程中的一种自然现象，不应该属于疾病范畴，当然更谈不上先天性疾病。

许多宣传都认为，割包皮有许多好处，如割包皮可以降低阴茎癌发生率、提高性生活质量等，在某些情况下也的确如此。但是割包皮也会带来更多的新问题，比如娇嫩的阴茎头刚刚裸露出来，会十分敏感，一碰就疼，甚至会脱皮。可能要等好久才能适应外部环境，这就给日常生活造成了不小的影响，更别提这段时间去进行性生活了；还有些包皮环切术做得不理想，将包皮切得过多可导致阴茎勃起时包皮牵拉和疼痛，影响了正常的性生活，切少时则难以达到治疗目的。

割包皮的理想时机

那么，割包皮最好什么时候进行呢？在处理小儿包皮过长和包茎时，我们推荐的一般原则是：只要不影响阴茎的正常发育和排尿功能，且没有反复发生阴茎头包皮炎，就不需要将其看作疾病，最好不要去割它，可等到青春期发育结束后（18～20岁）再说。包茎患者要看包皮有没有影响发育和各项功能，如果有，就应尽快进行治疗。当然，具体什么时候割包皮，还是要由专业医生来做决定。其实，如果日常多注意清洗，就可以避免很多病症。

 ### 成年包茎要接受治疗

大概有1/20的成年男性患有包茎，这个跟包皮过长不一样，我们建议还是要接受治疗，把它切掉。因为包茎患者的阴茎头被包皮紧紧束缚住，难以得到外界应有的刺激，阴茎头发育可能受到一定程度的限制，排尿也不正常，成年后的性生活更受到影响。

此外，包茎还可能导致包茎嵌顿，也就是龟头偶尔探出包皮口，但包皮口却卡在阴茎的冠状沟处，致使局部血液循环障碍，甚至远端组织缺血坏死。出现这种情况时可以采取手法复位，也可以进行手术切割。

 ### 割包皮的现实误区之一：普遍存在过度治疗

到青春期发育结束后，成年人包茎的发生率仅约5%（需要治疗），包皮过长者约20%（多数也不需要治疗）。实际上在成年后仅有不到10%的男性有必要接受治疗，由此看来，要给90%以上男孩子进行包皮环割术等，有过度治疗之嫌，这种过度治疗现象在成年男性中也很普遍。

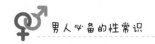

割包皮的误区之二：靠割包皮可以预防性病

有人提出：可以通过割包皮来预防性病，甚至有报道成年男子割包皮后，能使因性生活而感染艾滋病的概率降低 60%。

之所以割包皮之后会使感染性病的概率降低，是因为位于男性阴茎前端的包皮特别容易首先接触到 HIV，而这部分皮肤又比其他部位脆弱，容易在性生活中破损出血，从而使各种性传播细菌和病毒等病原体有更多的机会经其侵入体内，包括艾滋病的病原体 HIV 病毒，而包皮环切术正去除了这种潜在危险。但要单纯依靠割包皮来预防性病，则实在有点牵强。因为预防性传播疾病的首要措施是远离高危性行为，其次是要带安全套。有了这两点，几乎能 100% 地预防艾滋病和其他的多数性病，又何必一定要怪罪包皮而非割不可呢！

19. "处理"包皮的常见方法和注意事项

处理多余包皮的方法主要是包皮的环切。对包皮进行环切术的方法有：①传统的手术切除，即用剪刀切除多余的包皮。此方法虽然显得较原始，且术中出血稍多，但效果可靠、费用低。医生在术前先行对病人实施局部麻醉，使患者无明显不适。对出血多的可采取结扎方法予以止血。这也是目前众多患者首选的治疗方法。②新近推出的包皮去除环。这是一种新近发明的器具，并且还在不断改进，越来越完美，使得男人要想去除包皮，可以无须手术切除。患者在医生的指导下，可将包皮去除环带回家中自行治疗。其治疗机制是用"环"来卡住过长的包皮，使其远端的局部缺血、坏死，从而达到治疗目的。但此方法易引起水肿、合并感染，且愈合过程有一定的痛苦。③用等离子或激光治疗。激光与等离子对术中的出血有快速止血作用，手术时间因此缩短，但术后断端有灼伤，需要频繁地换药，而且水肿比较明显。上述三种方法各有利弊，具体采用哪种方法，需由医生决定并征求患者的意愿。

对包皮过长的患者要注意以下几点：①何时实行包皮环切术：我们并不主张像犹太人一样，一出生就行包皮环切术。一般情况下，新生儿和1~3岁之间婴幼儿的包皮都较长，而且紧紧包绕着阴茎头使之无法露出。大部分孩子的阴茎头都会在青春期的生长发育期内（10~18岁）充分发展，包皮会随着阴茎的生长逐渐回缩。因此对包皮过长的孩子要密切注意，一般到青春发育期结束后再根据情况决定是否实施手术。②何种情况下行包皮环切术：一般情况下需到医院听从医生的诊断及处理。但如果引起包皮阴茎头炎、包皮结石、包皮白斑、色素脱丝等合病症，就需要手术治疗了。合并尖锐湿疣时，可以将过长的包皮与疣体一并去处。③包皮切除的量也很关键：切除多了，导致过短的包皮会牵拉勃起的阴茎产生明显的疼痛，因此影响性功能，需要植皮来恢复，比较麻烦；切少了，起不到环切的作用。一般情况下，切除后留下的包皮应在阴茎背侧内板的0.5厘米，阴茎腹侧（系带部）的0.8厘米。具体还要因人而异，结合男人局部的具体情况综合考虑。④包皮断端还要尽可能修剪得平整，必要的"美容"效应不可缺少，因为你最亲近的人会"在乎"它的美与丑，也会因此而影响到夫妻双方的"性"趣。⑤包皮阴茎头炎严重时，不宜立即进行手术。须等炎症得到控制后方能进行。⑥术前还需服用抑制阴茎勃起的药物（因患者多为青壮年，性欲望、性冲动较强，往往有晨起阴茎勃起，若术后断端在勃起时会有疼痛和出血）。⑦术后可能存在一段时间的不愉快。长期以来从未暴露在外的阴茎头得以露出，暂有摩擦感，局部略有不适。短期内阴茎头在摩擦和刺激下会有脱皮等情况。经过一段时间的适应，不适感觉将会消失，患者也将摆脱包皮过长或包茎的困扰，开始轻松的生活。

嵌顿包茎的处理：对于嵌顿包茎的患者，需采用以下的治疗方法：①手法复位。通过一定的手法把嵌顿的包茎复位，手法复位后的患者也应及早给予手术治疗，否则日后还会复发。②手法复位无效的情况下，只能通过急诊手术把嵌顿狭窄部位的包皮切开，然后纵切横缝，使包皮口明显扩大，使包茎嵌顿得到缓解。

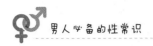
20. 一个睾丸的男人还可以正常享受"性"福吗

有的男子可能会有意无意地发现，自己的睾丸怎么会仅有一个？这让他们产生了无限的烦恼，担心自己是否会像太监一样的性无能与短寿？一位女士无意间得知了与自己相处很久的男朋友竟然只有一个睾丸，她在经过了是聚还是散的苦恼和痛苦思考之余，给医生写来了一封咨询信。在信中写道："我有一个相处很久的男朋友，有一次他看过一本科普书中有关男人性器官的文章后，告诉我他小的时候一次得病（他是在农村长大的），大人按照土方给他治，结果导致他的一个睾丸萎缩，到现在都很小，而另一个则发育还算正常，比一般的标准睾丸大小还略有富裕。我想请问专家，这种情况会不会对我们以后的生活带来什么不良后果（我们没有过性生活，但有时有些亲密的行为，他很快就会出很多汗，是不是和这个也有关系呢？）？是否会影响到我们的婚后性生活？我们还能够有自己的孩子吗？我们应该怎么办？对此，我们都很迷惑！希望专家能在百忙中给以指导，万分感激！"

实际上，我们人体内有许多脏器是成对的，例如肾、肺等，一旦一侧的脏器丧失了功能，或者因为手术、外伤等而"丢失"了，另外的一侧脏器会主动担负起双侧脏器的功能，并出现代偿性的体积增大和功能增强。睾丸刚好具有这个特点，这使许多仅有一个睾丸的男人仍然具有男人的"最重要特征"，例如单侧隐睾患者，隐藏的睾丸将基本上丧失了功能，外观上只有一个睾丸（图5），但是这个睾丸将肩负起两个睾丸的功能。

即使仅仅留有一个睾丸，只要这个睾丸的功能是正常的，就不必担心自己会像古代的"太监"一样的"性无能"，更不会对让男人短寿。问题的关键是这个仅有的睾丸是否真的正常。简单的精液常规分析和内分泌激素（主要是雄激素）水平测定就可以基本回答这类男人所关心的问题。

一般情况下，男人只要有一个睾丸，他的性生活应该不会有太大的影响；还有一些男人双侧睾丸都很小，但仍然可以维持良好的性功能。生育功能是否正常要检查他的精液来确定。彼此有亲密行为，可能因为紧张、兴奋等因素导致出汗，也可以是正常的；但是有些人，例如你的朋友，可能因为一侧睾丸较小，导致睾丸分泌的雄激素水平较低，可能会经常觉得疲乏无力、多汗等，这需要检查他的内分泌激素来确定。

　　总体上讲，他的问题不大，也不应该影响到结婚和婚后的性生活。即或婚后出现生育问题，凭借现代辅助生殖技术，解决生育问题也不是难题。祝愿你们生活幸福。有情人早成眷侣。

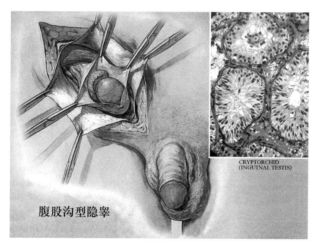

图5　只有一个睾丸的男人也能安享"性"福

第三章
男人对"性"问题的常见疑问

1. 男人的爱液是什么

经常会有人（包括男人和女人）询问，男人做爱前分泌的透明液体是什么，里面有精子存在吗？一旦接触后会让女人怀孕吗？

成年男性，与异性亲密接触或性交前，可以产生强烈的性兴奋和阴茎勃起，此时尿道内的腺体（尿道球腺和尿道旁腺）可以分泌一定量的稀薄黏液，并排出到尿道口外，但它不是精液，其主要成分是少许蛋白质和大量的水分，绝大多数男人都有相似的体验。做爱前分泌的透明液体可以在阴茎插入阴道的性交过程中起润滑作用，让夫妻少些痛苦而多些愉悦，具有积极的生理意义。由于这种液体往往与"做爱"相伴，因此文学家将其称作"爱液"。当然，一小部分男人可能没有这种情况，或者比较轻微，也不是"毛病"，因为性刺激的强度、个体的生理差异等许多因素会造成性刺激下的分泌量的改变。

至于"爱液"内是否有精子的问题，是许多男人都关心的。青春期刚刚成熟的男子担心"爱液"内的精子流失让身体"亏损"；而婚后已经生育或暂时不计划要孩子的男人，如果选择体外排精的避孕方法，也担心射精前的"爱液"让避孕措施无功。青春期后的男子，在与异性亲密接触产生性兴奋，阴茎勃起并分泌黏液，甚至可使内裤浸湿都是正常的，并不是射精时排出的精液，不必担心，损失少许蛋白质和水分对身体健康也没有任何影响，如果因为出现这种情况而产生沉重的思想负担和压抑，那就不必要了。当男人希望采用体外排精方法来避孕时，"爱液"是让他们避孕失败的常见原因，主要是由于极其偶然的情况下个别精子会在"爱液"内"溜"出来，它们最可能是前次排精后残存在生殖道内的，而只要一个功能良好的精子就可以让男人的避孕努力功败垂成。

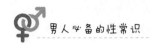

2. 手淫是否可以造成阴茎短小和性功能低下

手淫是所有性咨询中被询问到的频度最高的问题，尽管新闻媒体和性学专家们不遗余力地反复讲解手淫是标准的性行为方式之一，不会给人体的健康带来任何疾病，但还是难以让众多的男人满意，而且这批"问题"男人还层出不穷，让专业人士头痛不已。

有一封咨询信比较有代表性，可以充分地体现这类男人的心态和疑惑，他们就生活在我们周围，思维和反应是完全正常的，也是十分理智的，我们坚信科学和忠恳的疏导必定会有起到应有的效果。在信中写道："我不是大夫，也非专业人士，但是久病成医，我想以我的亲身经历提出个问题，请教专家能够指点好吗？现在都在讲手淫无害，手淫真的无害吗？过度的手淫究竟会有多大的危害，似乎没有人考虑过吧。何况个人的身体健康情况都是不同的。譬如手淫的人，有的会染前列腺炎，有的却不会，但是如果过度的手淫呢？我是从十六岁开始自慰的，是"自学成才"的那一种。从那时开始，我年复一年、日复一日地进行着自慰。我的生殖器如同一个未曾发育过的孩子一样大，一直也难以有让我敢于面对同龄人，这让我很是自卑。直到今天，我已经24岁了，阴茎也不是很正常，只不过能比以前稍好一些而已，但同绝大多数男人想比，还是能看出来不是正常的，我洗澡时经常看别人的，并与自己比较。结婚后的夫妻生活也还算勉强，但是坚持的时间不够长久，这也让我和我的妻子联想到我"幼稚"的性器。也许有些人会觉得很可笑，但我却可以担保我所说的一切都是真实发生在身上的；也许有些人会以为我很无聊、很弱智，但我是真诚的。虽然我经常浏览一些有关这方面的内容，但总是些一知半解的东西，不能彻底解决我心中的疑惑。"

对于这位咨询者提到的手淫问题，我认为并不会产生明显的对生殖器官发育大小的影响。况且，性器官大小是次要的，主要是功能正常就可以了，而信中告诉我能够进行性生活，只不过是时间不太满意，这与手淫和阴茎大小没有太直接的关系。你感觉到过度手淫后阴茎的大小变化，可能是指对阴茎勃起的硬度不满意而言，这个方面的影响因素太多了。例如人的年龄永远是在增长的，你不可能从现在的年龄（24 岁）回到从前性功能最满意的年代（18～20 岁），所以不要自身比较；同时，不同个体的性能力具有明显的差异，阴茎大小也差异较大，所以也不应该与别人比较。所以，不能说明你的性功能低下，因此也不能说明你的阴茎短小、性功能低下与过度手淫有任何"牵连"。至于你的阴茎是否真的短小、你的手淫是否真的过频都还有待诊断，还不能完全听信你的"一面之词"。

过度手淫唯一的副作用是可以导致阴茎敏感性的下降，使人体对性的刺激敏感性和反应性降低，起到保护人体的作用，但是绝大多数是可以逐渐恢复的。而部分患者是由于对"手淫"危害论的恐惧而产生的很多副作用，或各种副作用，尤其是对于性格内向、容易受环境或语言暗示的人的危害可能更大。

3. 男人的"蛋蛋"越小，性功能越糟糕吗

睾丸是男性的特征性腺体（图 6），尤其是睾丸直接与男人的性和生殖有密切的关联，因此男人们无不对睾丸的独特功能给予了极大的关注，医学界也投入了极大的精力和热情来研究睾丸的功能。在绝大多数的男人眼里，睾丸的大小涉及男人的许多重要功能，尤其是可能直接与男人的性能力有关，认为睾丸越大越好，并经常会因为睾丸小一些而出现疑虑和困惑。一位男士是这样询问医生的："我是一名未婚男性青年，身体各方面已经发育成熟，可是我总是觉得自己睾丸的大小与小伙伴们比不够大，这让我很难过又无奈。我很疑惑，一般男人睾丸的大小应该是多大？睾丸的大小和性功能有关系吗？我还能够结婚吗？

的确，男人性功能的强弱，受性激素影响最大，尤其是雄激素，而雄性激素主要来自于睾丸。担心自己睾丸有问题的男人，不妨自我检查一下睾丸的大小

和发育情况。在自我检查时，不仅应该留意到睾丸的大小，还应该注意睾丸的位置、硬度、有无肿块、触痛、囊性感等。

一般国人成年男性睾丸体积 15～23ml，双侧睾丸的大小差异不超过 2ml，小于 12ml 提示睾丸发育不良；双侧睾丸应该"安居"在阴囊内，如果睾丸的位置过高，位于腹股沟，甚至在肚子里，睾丸再大，功能也要受到影响；正常的睾丸质地硬韧且有一定的弹性，硬而没有弹性，或过于柔软则表明内部组织可能遭到破坏，性功能也可能受到影响；睾丸体积异常增大，例如多出一个"睾丸"，或者短期内突然增大，也不是什么好事情，可能是睾丸的精液囊肿或肿瘤，也可以影响睾丸功能；睾丸的炎症、囊肿等，对睾丸功能也有不良影响。

如果单纯从睾丸的大小来看男人的性功能，应该注意以下几点：①男人睾丸的大小是有一定差异的，但只要大小在正常范围内，同时具有良好的功能，均不会影响到性功能的强弱；如果睾丸的体积小于 15ml，甚至小于 12 ml，表示睾丸发育不良或萎缩，但受损伤影响较大的首先是睾丸内的生精细胞，精液中的精子数量和质量可能受到一定的影响，一般是不会影响到睾丸内的间质细胞（可以分泌雄激素）的，因此不太容易显著减少雄激素的分泌量，性功能受到损害的可能性也不大；②即或睾丸体积特别小的男人，例如睾丸体积仅 3～5ml 者，绝大多数的这类男人仍然可以结婚，性功能也基本上没有什么太大的问题，从医学上讲，尽管这类男人的雄激素水平要低下很多，但组织对这小量雄激素的利用很充分，就像经常吃不饱的人，对少量的食物吸收利用度良好是一个道理；③睾丸完全不发育的男人，例如先天性小睾丸男人、染色体异常的克氏综合征等，也可以通过补充雄激素而获得男性第二性征的发育和性功能的维持；④男人的性功能不完全由雄激素的水平高低所决定，有许多生理机制可以协调性能力，并且还在于男女之间彼此的情感激发。

所以，无论睾丸的大小如何，男人都不要因此而担心自己的性功能，绝大多数的睾丸偏小的男人都可以有正常水平的雄性激素，性功能不会受到睾丸大小的影响；个别睾丸不发育的男人，现代医学也可以通过激素替代治疗来帮助他们渡过性问题的难关。

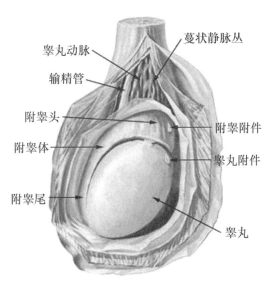

图 6 男人的"蛋蛋"(睾丸)

4. 性冷淡，谁之过

一位读者在来信中咨询：我新婚不久，但对性生活总提不起兴趣，妻子说我性冷淡，担心我有病，叫我去看医生。但我心里明白，我身体没病，只不过感觉婚后的"真实版"性生活不如婚前的"自助版"来得刺激。我婚前手淫比较频繁，还在网上买了些"性用品"，婚后有时候也会"自助"一下。我真的是性冷淡了吗？难道罪魁祸首是手淫和性用品？我该怎么办呢？"

自慰是一种自己来解决性胀满、宣泄性能量的各种手段，主要都集中在各种方式对性器官的直接或间接刺激，最终达到高潮(射精)的过程，主要包括手淫，或者采用器械助"性"。自慰是标准的性行为方式之一，可以获得与夫妻性生活几乎同样的生理反应过程。善加利用，自慰可以弥补人们不能进行夫妻性生活的缺憾，如未婚青年、夫妻分居、离异丧偶者、对方患病不能过性生活以及许

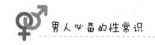

多的残疾人，并可以宣泄多余的性能力，可以让男人焕发青春和精力。但是，在没有把握好的情况下，自慰也可以给男人带来一些麻烦，咨询者就因此而引发夫妻性生活不和谐和家庭生活危机。

首先，婚前有频繁自慰者，往往在新婚后难以顺利完成由自慰到夫妻性交的过渡。有极小部分的自慰男人，在形成了某种方式的自慰习惯以后，除了自己习惯了的自慰方式外而难以获得性满足，甚至无法性交和射精，毕竟自慰的刺激力度要比女人阴道的力度来得强烈得多，这给他们过渡到婚后的夫妻性生活造成了难以想象的障碍，一旦与女人直接性交时，阴茎反而不能勃起、勃起不坚挺、不能在女性阴道内射精等。有些妻子抱怨自己的男人不向她求欢，其实这种男人不一定是不想过性生活，而是害怕性生活不成功，或者很可能已经预先跑去洗手间自慰，宣泄掉了胀满的欲望，再回到卧室的时候，已经没有了任何想法也说不定。

其次，婚前有频繁自慰者，往往难以控制自己对自慰的向往，他们往往沉湎于自慰带给自己的巨大快感，而难以控制自慰的频度，但频繁自慰后又会有一种犯罪感，经常不免陷入频繁手淫与强烈罪恶感的恶性循环中不能自拔。咨询者也同样陷入了这种恶性循环中，不知道自己该何去何从。

此外，这些男人也会担心自慰会招致疾病而损害健康。尽管众多的研究结果和大量的事实都充分表明，手淫等自慰方式不会对身体造成任何伤害，也不会导致任何疾病的发生。但是，过度频繁的手淫者的情况就很难以说得清楚了。事实上，过度沉迷于频繁自慰的男人，往往由于会阴和盆腔的组织器官过度、频繁充血，而容易诱发前列腺炎、附睾炎、精囊炎等生殖器官的感染性疾病或功能异常。

所以，无论是婚后的"真实版"夫妻性生活，还是婚前的"自助版"手淫行为，都是性活动。然而，美好和谐的性生活需要靠夫妇双方共同努力来实现。既然男人已经结婚，就应该努力克服自己的自慰行为，让一个人的快乐，由两个人（夫妻一起）共同实现，与妻子一起努力追求两个人的共同性福，而不是独自的寻求强烈刺激，否则就显得太自私了，而且也容易引起家庭危机。

5. 性欲较强和性欲亢进是一回事吗

性欲是指对性交的兴趣。性欲受体内激素水平的调节，同时受社会、家庭等周围环境因素的影响。性欲的个体差异比较大，即使同一个人，性欲的高低也随年龄、情绪、心理、身体健康状况、生活条件和环境、工作性质、夫妻感情等不同而表现明显不同。有人对 35 岁以下的男人性生活频度调查结果显示：每个月性生活次数平均 1~5 次的占 20%，6~10 次的占 42%，11~15 次的占 28%，16~20 次的占 8%，21 次以上的占 2%。

男人的性欲异常主要有性欲减退、性厌恶和性欲亢进 3 种，其原因有心理性因素，也有器质性异常，常伴有阳痿、早泄、遗精等其他性功能障碍。当然要除外年龄增大、疾病影响等因素。不论表现为性欲的低下还是亢进，均不能达到性和谐，应当积极防治。

性欲减退常因精神忧郁所引起，如夫妻间关系紧张，生活中遇到不顺心的事，工作中出现问题，亲友意外事故的发生等等。性欲减退更直接、更严重的原因是急慢性疾病或重度疲劳。一些急性心肌梗死患者，由于担心性生活时会出现心脏问题，常发生性欲减退。甲状腺或肾脏疾病，由于破坏了性激素的正常代谢，可引起性欲的丧失。肝脏疾病特别是肝硬化常发生性欲缺乏，长期大量饮酒，慢性酒精中毒不仅可直接影响肝脏，也可直接影响雄性激素睾酮的代谢。另外，颞叶癫痫、先天性性腺发育不全、各种镇静剂及大多数精神病治疗药物等，对性欲均有一定的影响。

性厌恶是对性生活产生了反感情绪，往往是由于多次性生活的失败，或性交时产生疼痛等不良刺激造成的，这种情况临床很少见。

性欲亢进在中医称为阳事易举，是指性欲超过正常状态的异乎寻常地强烈，表现为对性行为的迫切要求，频繁出现性兴奋、性兴奋过快且容易激发，例如握手、接吻、拥抱就可以产生强烈的性高潮，患者可以进一步发展到不分场合、不顾廉耻、不避亲疏的程度。而且一旦性要求不能够得到满足便会胡搅蛮缠、吵闹不休。性欲亢进发病率很低，很少主动就医，主要是由于内分泌失调所引起的，某些精神病患者也会出现性欲亢进，还可能是前列腺炎、精囊炎和后尿道炎惹的祸，个别人的性欲亢进与对妻子的过分迷恋或其他社会精神因素有关（这些男人在色情书刊、淫秽录像的刺激下大量地接受性刺激，表现出性兴奋亢进和易于激发）。临床上以性欲亢进就医者极为少见，多数是通过咨询性交次数时被偶然发现的。

新婚夫妇和夫妻久别重逢时，性生活次数增加，性兴奋较频而欲罢不能则是完全正常的现象，即使是每天2～3次性生活，只要次日依旧精神饱满，无不良感觉，应该说性生活频度也是在正常范围内的，没有什么值得特别担心的。未婚青年本身缺乏性知识、性体验，对外界性刺激易引起性兴奋而情欲高涨，属于性欲较强，也不属于病态。产生性欲较强的原因可能与反复接受性刺激、过于迷恋色情、对妻子的过分喜爱和仰慕等，使得男人难以自控，此时需要妻子也用"爱"的办法来善加引导，否则可能让男人伤心的同时伤"性"。

值得注意的是，人们常常容易混淆性欲亢进和性欲较强。性欲亢进属于疾病范畴，是需要进行矫治的；性欲较强则是属于正常性欲范围内的个体差异，不需要治疗，而仅需要夫妻间相互协调配合就可以了。所以，在日常生活中不要把性欲较强的男人说成是性欲亢进，更不该对其进行任何形式的取笑和歧视，尤其是当事人的妻子。一旦发现自己的男人出现超乎寻常的性欲表现，妻子应督促丈夫主动就医，查明病因，并去除之。同时配合适当的心理和药物治疗，适当的体育锻炼，培养多方面的兴趣爱好，不要过度迷恋于"性"的方面。

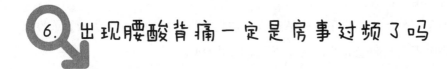

6. 出现腰酸背痛一定是房事过频了吗

有些男人，甚至可以是很年轻的男人，在性生活后一旦出现腰酸背痛，就担心自己的性生活频度可能过多了，从而给自己的精神心理带来许多不良影响，并因此而严格限制性生活的频度，还可能给和谐美满的夫妻关系和感情带来一些不必要的误解和麻烦。

的确，如果在房事后出现腰酸背痛，同时还伴有头晕、疲乏等不适症状，可能提示房事过度了，应当适当地控制房事的强度和频度。实际上，尽管性生活后出现腰酸背痛的常见原因可能是房事过频，但这绝对不是唯一的原因，还有一些因素让男人腰酸背痛，而这些原因中的绝大多数是可以有效调整和控制的，而另外一些原因是应该及时就医的。

（1）调整性生活中的抽动频度、幅度和姿势：性生活基本上是男人的全身性剧烈运动以及男人生殖器官的频繁抽动过程，腰部肌肉和腰椎是承受运动量最大的部位，因此特别容易加速消耗，并容易让男人疲乏而出现腰酸背痛，这种腰酸背痛是必要的自然过程，可以保护人体体力的过度透支，故大可不必担心。腰酸背痛的出现，提示你应该在性生活过程中的抽动频度和幅度应该减少一点，调整一种不"费力"的性生活体位也可缓解腰酸背痛。还有某些男人，为了在性生活中突出表现自己来体现男子汉形象或迎合妻子，而故意延长射精时间，拖延性交过程，也可以造成身体的过度疲劳，只要不在性交过程中刻意地"表现"自己，就会迅速地摆脱困境。

（2）注意检查是否合并其他疾病：如果出现腰酸背痛，适当调整也不见效，应该尽早接受必要的医学检查，因为腰肌劳损、腰椎骨质增生、局部神经病变等也会导致腰酸背痛，不可大意。

7. 被结扎的男人，照样可以安享"性"福

计划生育是我国的基本国策，在控制人口增长中的作用巨大。有许多男人，在他们已经生育子女后，积极响应国家号召，进行了绝育手术（输精管结扎术）。

在所有结扎过的男子中，有个别人总是心里不踏实，担心结扎手术不仅让他们丧失了生育能力，还会因此而失去了性功能。实际上这是误解，是他们没有真正了解男性结扎避孕的基本原理。

男性输精管结扎术是在阴囊两侧皮肤上各做一个小切口，通过切口用输精管固定钳将输精管固定住，然后分离出一小段输精管，用细丝线在输精管上结扎两道，在两道结扎线之间除 1 厘米长的输精管。输精管结扎手术男子不能生育的主要原因是排放精子的通路受到了干扰，精子便不能通过输精管排出，使得睾丸内制造的生育"种子"被牢牢地限制在睾丸内，不能排出到体外，精液中便没有精子，因而丧失了让卵子受精的机会。

由于人的性行为主要受神经系统、心理状态和睾丸产生的性激素等方面的影响和支配。输精管只具有运送精子的功能，输精管结扎通常不会影响到睾丸功能的，睾丸一样可以有正常的内分泌功能，能够产生精子和分泌男性激素。男性激素从睾丸组织分泌出来以后直接进入血液循环而发挥作用，与输精管是否通畅毫无关系。此外，精液的组成成分主要是前列腺、精囊腺、尿道球腺分泌的液体，所以同样可以射精并获得性快感。所以，男性仍然可以有正常的雄性激素分泌来维持男人的特征，包括性能力。故输精管结扎术不会影响性功能。

对于极个别的男人，因为输精管结扎而产生某些不良反应和并发症，可以考虑对症治疗，必要时进行输精管复通术。

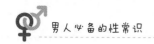

8. 胡须稀少也让男人烦恼

一位为了胡须稀少而烦恼的男人在电子邮件咨询中写道："本人男性，26 岁，已婚，一直有一个难言之隐困扰着我：我的胡须很少，特别是下巴上仅有几根纤细的黄毛，让人很难堪。有的人初次见面时常会夸奖我长的干净，这更加让我无地自容。我身体的其他部位倒也没有太大的问题。阴毛也稀少一些。阴茎虽然也不那么大，但功能还可以，性生活很满意。结婚后，妻子也怀过孕（由于工作的原因而做了人流）。我的爷爷、爸爸和哥哥都很正常，只有我出了问题。因为胡须稀少，常使我很自卑，不敢坦然面对同事，尤其害怕别人提到有关胡须的问题。这件事情一直让我没有办法摆脱，但又不好意思看医生，只好写信求救。"

这封咨询信基本代表了胡须稀少带给男人的痛苦心情。但是，如何看待胡须稀少的问题，是否是疾病，不能单纯从外表解释，还需要从科学角度分析。

胡须是男人重要的第二性征之一，胡须稀疏反映的是内分泌激素水平可能存在异常，主要是雄激素水平异常。但是，胡须与人体的其他组织器官一样，是在遗传和内分泌等多种机制调控下的产物，还不完全是由雄激素做主。所以，部分胡须稀少的男人，雄激素可以并不低下；而胡须很浓密的男人中，也确实有人存在男性性腺发育明显不良者。

雄激素主要是来自于男人的睾丸，小部分也来自于肾上腺组织。如果男人的胡须稀少，同时伴有睾丸小，精子浓度减少或没有精子，生育和性功能可能都有问题，那么，造成胡须稀少的原因主要是在于睾丸分泌的雄激素水平低下，适当补充雄激素就可以解决胡须稀少问题；但是还有另外一种情况，胡须稀少，而睾丸功能基本正常，就像写咨询信的青年男人那样，可以有正常的性功能和生育能力，这种情况可能就不单纯是雄激素的作用低下问题了，其成因十分复杂，即使采取雄激素补充治疗，效果也难以预测（有部分男人的确是有效果的），但由于对身体健康没有任何明显的影响，也没有必要太过于在意。

胡须稀少的男人，为了部分或完全改善自己的外部形象，可以进行雄激素的补充治疗，但必须在专科医生指导下进行，以避免外源性激素对人体内分泌系统的影响和可能造成的其他伤害。况且，胡须到底多少才算是正常，还没有一个明确的标准，每个人的要求和期望值都不完全一致，因此对胡须稀少的认定和改善程度的要求也存在明显的差异。所以，作为男人，只要自己的基本功能正常就可以了，而没有必要过分在乎外表。

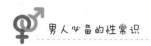
9. 壮阳药可以壮我的"阳"吗

遭遇阳痿的男人，在精神心理上和肉体上的枷锁及痛苦是常人所难以理解的，相当多的患者不敢堂皇地到医院接受医生的帮助，而更喜欢接受江湖游医的诊治或购买一些补品，尤其是"鞭"类的壮阳品，以图"雄风"再起；有些沉迷于酒色的男人，纵欲过度，力不从心也在所难免，也想弄些壮阳药物来补一补身子；一些性功能不那么强劲的男人，由于阴茎常在性生活中没有"满意"的表现，他们自己要求改变这种被动局面，他们的妻子也往往会默认或主动督促他们购买一些壮阳药服用。但是，往往连他们自己也不清楚，这样做是否符合科学，到底有多少胜算的把握，不知道这些东西到底起不起作用，会不会有副反应等。

素来以儒雅、含蓄著称的中华民族一向是对性的问题讳莫如深的。不知道从何时开始，男人们渐渐地开始关注自己的性问题了，并使有关性的话题几乎成了餐桌上的一道下酒菜。而"伟哥"的出现并一炮走红，使得众多的男人们似乎看到了强烈的希望，仿佛男人的自尊、自信、情感、性爱都要靠这个小小的药片来支撑，似乎"伟哥"可以让男人们对性的深层渴望和男性能力体现得淋漓尽致。"伟哥"的出现全面带动了壮阳药品市场，国内大量的壮阳药物纷纷出现，各类胶囊和药液多自称为宫廷御用或祖传秘方，并与"伟哥"分庭抗礼，使得壮阳药物市场呈现一派红火景象。

目前，市场上壮阳类保健品已经达到了泛滥的程度，并存在大量的问题。主要表现在：①往往过度地夸大其功能和疗效，误导消费者，但保健品毕竟不是药物，因而不具有药物的治疗效应，而只能起到保健的作用；②有许多壮阳保健品药物还有不同含量的化学合成药物的成分，其中有些成分可能是非法的和有害的，给服用者的健康造成了不良的影响；③假冒伪劣产品随处可见，防不胜防，并产生了恶劣的影响。所以，不要迷信和盲目地服用各种壮阳保健品，谨防病从口入。

在众多的壮阳保健品中，各种各样的"鞭"值得一谈。我国的民间将动物的生殖器称之为"鞭"，并认为食用这些动物鞭具有补肾壮阳的神奇功效。狗、牛、鹿、驴等动物的鞭还经常被研制成各种中成药，如三鞭丸、三鞭酒等，为一些阳痿男人所选择，性功能正常的男人中也有一些为了保持强壮的性能力而乐于应用。一些男人不惜花大价钱购买各种珍贵的"鞭"类，尤其是"鞭"中的极品"虎鞭"。凶猛、威武、强壮的老虎让男人们联想起强健的性能力，因而老虎的"鞭"也倍受青睐，但因此也刺激了一批江湖药贩子兜售假冒伪劣产品，使得许多男人成为无辜的被欺骗者。实际上，人类的性能力是动物中最强大的，人类的性行为方式和性感受更是其他的动物所无法比拟的，希望自己的性能力"能和动物一样"实在是没有必要。

依靠食用"鞭"类来壮阳是不可信的，一般的生活常识和简单的饮食科学就可以列举出食用"鞭"类壮阳的依据不足，主要表现在：①动物"鞭"中所含有的雄激素样物质与人类所需求的不完全相同；②从营养学角度看，动物性食物在经过烹调加工后，以及人体的消化液处理后，足以将激素结构破坏，基本上都转化为氨基酸等普通成分；③人体对食用物质的吸收是一个非常精细的选择过程，吃得多并不意味着能够全部吸收利用。实际上，动物的睾丸内可能还含有少许雄性激素，而阴茎内只是一些纤维组织构成的海绵体，吃入后的动物阴茎并不能作用于男人的阴茎部位，治疗阳痿的所谓"神奇功效"没有什么科学性，而欺骗或商业炒作的成分更明显。所以，有学者提出，男人们食用"鞭"类也无妨，但是不要对其寄予过高的期望，并要注意避免被商家所骗。

在现代社会里，面对着复杂的生存环境、生活节奏的加快、竞争的剧烈，男人们的身心疲惫和力不从心绝对不单纯是身体方面的问题，更不可能是单纯"性"方面的问题。无论服用何种壮阳药，它们都毕竟不是十全大补药物或万能灵药，而都可能是对生命和健康的某种形式的透支，甚至是对男人灵魂的亵渎。实际上，衡量一个男人是否是真的"伟哥"并不完全由床笫之事来决定。社会在发展，人们的生活水平在提高，关注自己的性健康，适当地进补也是无可厚非的，但是要掌握科学的性健康之旅，应该是通过密切夫妻间的亲密感情，并在进行全方位有益的各种实践活动中实现的，而一味地迷信壮阳药物，不仅是男人的悲哀，也是全社会的悲哀。

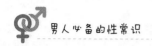 戴避孕套过性生活是否会影响性感受

一些新婚不久的夫妇，以及一些暂时不计划要孩子的结婚多年的夫妇，还包括一些未婚而"偷吃禁果"者，在选择避孕措施的时候更偏爱戴避孕套（安全套），这不仅在于避孕套的简单方便，还在于避孕套可以对身体的内分泌系统没有任何影响。但是，在同房过程中，有些人可能会担心避孕套会影响性感受，犹如隔靴搔痒，会大大降低快感，而确实有些人真的影响到了性感受。实际上，任何性器具和性用品在使用不当，或对其性能不完全了解的时候，都可能给男人带来不良反应或影响性感受。

有的男人在性生活过程中，担心避孕套的破裂而让妻子怀孕，这种紧张焦虑心情必然要影响到性感受和性能力的正常发挥。实际情况也确实如此，避孕套的名字并没有为其起到完全保险的作用，使用不当或者由于避孕套的质量问题，可以造成避孕失败，所以避孕套也不是万无一失的。在使用前应该检查避孕套是否漏气，并将小囊内的空气排空，可以使避孕套破裂的危险性减少到最小的程度。同时，准备好"事后"紧急避孕药物，这也是唯一有效的补救办法，一旦避孕套破裂时可以扭转难堪的局面，也可以让夫妻安心地充分享受性爱。

任何事物都有利与弊两个方面，避孕套也不例外。避孕套确实可以降低阴茎接受到的刺激强度，在某种程度上影响性的感受和性快感，但是使用避孕套后，阴茎头部的敏感性有所降低，可以因此而延长了性交时间，使得早泄患者和那些难以控制自己射精的男人的性交时间明显延长，使夫妻双方共同进入高潮，这不但不会影响射精时产生的快感，并因而增强了性快感和夫妻的性和谐，这种方法

经常被医生用来治疗早泄患者，许多早泄男人也乐于接受避孕套。聪明的男人知道在使用避孕套过程中应该如何地"扬长避短"。

目前，我国生产的避孕套是采用优质乳胶制成，质地柔软，薄而透明，对性感的影响很小。使用避孕套只不过是个习惯问题，部分发达国家的男性多乐于使用避孕套，避孕套也是我国最受城乡育龄夫妇欢迎的工具之一。所以，坚持使用避孕套，就会日渐习惯，不会明显影响快感。

11. 性交时忍精不射是否可以起到"采阴补阳"的功效

如果将有规律进行性生活的男人们，按照他们的性能力和性欲望强弱划分一下，可以分为占绝大多数男人的性生活次数与性能力相吻合、性生活次数超过了他们的性能力和性生活远远不能满足他们的性能力共3类。其中第一类男人的夫妻性生活比较和谐美满；第二类男人可能为了显示自己的性能力，勉强坚持完成一定频度的性生活，让自己的情绪和身体都很辛苦；而第三类男人则可能在某种程度上抑制自己的性能力，也不利于新个能力的维持和正常发挥。

造成第三类男人的原因很多，例如对妻子感情不佳、对性的认识有误区等。前者属于社会问题，需要丈夫与妻子之间的情感沟通；后者则属于医学问题，需要性医学工作者来帮助扭转认识上的误区。在性认识上，确实存在一些男人，尽管自己的性能力很强，但是担心性交过频、射精过多容易引起肾虚，并有损寿命，如果性交时强忍不射精，有利于健康延寿。这种观念是完全错误和没有科学道理的。

已婚男女过性生活是一种正常的生理现象，属于满足自然的生理需求。性交过频、漫无节制会损肾耗精，对健康不利。但是性交频度的界定是有明显个体差异的，不能参照别人的指标或一般人的情况来安排自己的性交频度。而人为地在

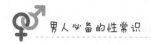

性交时强忍不射精，危害是很多的，不利于身体健康，大致有以下几个方面：

（1）喷涌而射是男人达到性高潮的标志，而在接近性高潮时欲射精而又强忍不射，就会因盆腔的过分充血而加重性神经系统和性器官的负担，并影响性感受，使男人不能全身心地投入到性的享受中，久而久之可以让男人对性生活的要求减低，不利于男人性能力的充分发挥，并容易诱发阳痿。

（2）忍精不射还可能"引"来问题，易患盆腔充血性疾病。一般说来，在正常性生活射精后，性器官内的体液充分排泄，并逐渐疲软，经过短暂时间后的阴茎内血流状态就恢复正常。如果中断射精，性器官内的血流复原速度就会减慢，导致持续充血状态，容易诱发生殖系统的感染性疾病和充血性疾病，例如前列腺也处于长时间的充血，容易发生无菌性前列腺炎，也容易合并前列腺的细菌感染；精囊持久充血（尤其是合并精囊炎症时），精囊壁上的毛细血管可以破裂而发生血精（精液鲜红）病。

（3）造成逆行性射精等不良情况：性生活时射精是正常生理现象，如果强忍不射精，久而久之，就会影响射精功能，从而发生射精时间延迟，甚至发生不射精。同时要认识到，忍精不射并不一定真的让精液不射出来，而更加可能让精液"走后门"，即发生逆行性射精，精液逆行进入到膀胱内，然后随着尿液排出体外，并因此而让男人不能自然生育。此外，因为强忍不射精，性兴奋时积蓄的精液"无路可走"，最终还可能以其他方式排出体外，例如遗精和早泄等。

12. 遗精会让男人损失宝贵的"精力"吗

青春期后的男人，生殖器官无时无刻不在进行着精液的制造过程，而且在输精管内积聚，并且在积聚到一定程度后，以遗精（充分体现了满则溢的规律）、手淫或性交射精的方式排泄。遗精就是在无性交状态下的一种射精活动。在睡眠做梦时遗精，称为梦遗；在清醒时遗精，称为滑精。未婚男青年出现遗精一般有两种情况：一种是生理性，这是正常现象，每个月出现 1～3 次遗精，属于生理性遗精，一般没有什么影响，不能算病态；另外一种是病理性，遗精次数较多（平均每个月内遗精 5～6 次以上），婚后有性生活的男人仍然有多次遗精，甚至在无性兴奋的情况下也遗精。频繁的遗精，往往对青年人的生理及心理造成不良影响，使青年人处于一种疑虑、紧张、担忧、羞涩的心理状态，郁闷不乐，注意力不集中，甚至失眠，影响工作、学习和健康。

造成遗精的原因主要包括：①沉湎于性的刺激中，并维持着较高的性兴奋性；②不良的精神心理因素，如紧张、焦虑、恐惧、激动等不良情绪均可以促发频繁遗精；③不良的生活制度和习惯，如紧身内裤、酗酒、刺激性食物、剧烈运动、玩弄性器官、被窝过暖或棉被过于厚重、睡前过久的热水浴和足浴等；④神经衰弱：神经中枢对射精中枢的抑制作用减弱，使得低水平的性刺激就可以造成遗精；⑤泌尿生殖系统的炎症性疾病。

生理性遗精只要进行必要的调整就可以了；病理性遗精应防治的，主要包括去除病因，并进行下列对症治疗措施来控制射精：①对于遗精的过度恐慌是没有必要的，要解除精神压力，不必为了遗精而背负沉重的负担；②保持婚后一定频度的性生活，有长期手淫习惯者要予以戒除；③多参加社交活动，把精力集中在工作和学习上，参加健康娱乐活动和体魄锻炼，注意劳逸结合，睡前不要长时间洗热水澡，而冷水洗浴局部可以起到好的作用，早睡早起，不胡思乱想，不穿紧身内裤，睡觉时的被子不要太厚重，被窝不要过暖；④不看引起性刺激的低级下流读物，如无聊小报、淫秽录像、黄色小说，性挑逗很强的画片画面，睡前不饮酒和不吃刺激性食物；⑤养成良好的卫生习惯，每日清洗外生殖器官，包皮过长和包茎者要尽早处理；⑥如遗精频繁，可使用中西药物治疗，例如地西泮（安定）、氯氮䓬（利眠宁）等，阴茎头可以涂抹表面麻醉剂。

男人们对遗精的恐惧不仅在于担心已经会造成"肾亏"，更害怕遗精会让男人患上所谓的"脱精症"。长篇巨著《红楼梦》中曾经描述了贾瑞暗恋凤姐，因为不能如愿而患了所谓的"遗精瘵"，并最终命丧于"脱精症"。流传的"脱精症"是指不能够遏止的房事活动，男人因元阳尽丧，会"冷汗如雨"地死在女人身上。

实际上，男人的精液远远地没有人们想象的那么重要。健康男人一次射出的精液有 2~6 毫升，其中绝大多数的成分是水分，真正有用的部分也无非是含有极少量的蛋白和无机盐，损失一些也无关紧要。此外，男人如果连续进行射精活动，将会使射精变得一次比一次困难，间隔时间越来越长，射出的精液量也越来越少，而且主要是前列腺液和尿道的腺体所分泌，并不太可能来自于睾丸内的"元精"，这是人体的自然保护功能在起作用，根本不会像人们想象的那样（精液源源不断地涌出）。而在极少数的情况下，性交中确实存在意外死亡的病例，主要与男人本身就可能存在潜在的威胁生命的疾病，并因为性交需要耗费大量的体力而诱发，如心肌梗死、高血压、心绞痛等，真正要命的并不是"性"和遗精问题。

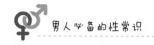

13. 不通过医生，西地那非（万艾可）能够自己买到家里使用吗

万艾可（俗称：伟哥）是近年来治疗男性勃起功能障碍的一个十分有效的药物，为众多的性功能障碍患者带来了福音。经世界范围超过 4000 名患者参加的临床研究及超过 500 万患者的用药经验表明，在医生的正确指导下服用万艾可，疗效可靠，耐受性佳，是治疗阳痿的首选药物，万艾可因此而名声大振。许多患者希望这个神奇的小药片能够恢复自己的男子汉风范，但是又不愿意到医院接受医生的检查和咨询，往往选择各种途径购买万艾可在家里自己服用。

在应用万艾可时有许多注意事项必须掌握，否则难以获得满意的治疗效果。对于老年人，或者合并其他疾病的患者，身体的健康状况是否能够承受得了性活动，是否会对身体健康造成不良影响或甚至威胁到生命安全，也需要医生指导。这也是为什么万艾可为处方药，并需要有泌尿外科和男科主治医生或该职务以上医生进行处方的真正原因。此外，只有在医院处方后购买的万艾可才是合法药物，而在其他途径获得的万艾可均为非法药物。所以，千万不要到处随便购买万艾可。

14. 最近一段时间性交时出现头痛应该怎么办

男人在进行性生活时，由于交感神经兴奋，情绪激动，特别是高潮到来（射精）的时候，可以表现出愉悦和欣快感，而人体内的血管也会相应扩张。

性生活过程中头部血管扩张，使颅内压升高，可以引起头部胀痛的感觉，但一般是比较轻微而不易为人所察觉的。只要头部胀痛的程度不是很严重，头痛持续时间短暂，可以暂时停止性生活，观察一段时间，看看症状的变化趋势，然后再决定是否需要看医生；如果疼痛情况严重且持续时间较长，出现的频度较高，应该接受医生的详细检查，主要包括对心血管和脑血管方面的检查，例如是否存在高血压、动脉硬化、脑血管疾病等。

15. 阴茎持续坚举而不变软，也让男人"吃不消"

许多男人因为自己阴茎的坚挺时间不那么长久，在性生活中难以有出色的表现而痛苦，并经常会因此而受到妻子的奚落和嘲讽。但是也有个别男人，阴茎长时间的坚挺也给他们带来了难以想象的麻烦，还真的让他们相当地"吃不消"。阴茎持续坚举而不萎软超过4个小时，在医学上称之为"阴茎异常勃起"（priapism），并常伴有胀痛及排尿困难，主要是由于阴茎的静脉闭塞或动脉的过度充血而造成，可发生于任何年龄段，患者没有性欲要求（与性欲亢进是完全不同的）。阴茎的异常勃起可能预示着存在疾病，异常勃起本身还可以对机体造成

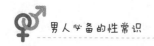

危害。

张先生由于"性"事艰难而接受了诊治。医生在详细检查和试验性治疗后，为他准备了直接向阴茎海绵体内注射的药物（罂粟碱、酚妥拉明和前列腺素 E_1 三联制剂）。张先生每次性交前自己在家里注射，自我感觉效果不错，也得到了妻子的认可和嘉许，并将该药物"送"给了具有同样"毛病"的好朋友小陈。谁知道这样的一"送"，竟然送出了毛病，小陈许久也没有用药后这样好的感觉了，性的长久饥渴让小陈一发而难以自持，连续进行了 3 次性交还意犹未尽，直到觉得阴茎开始出现胀痛并仍然坚挺才觉得可能出了问题，整夜也没有安睡。次日一大早赶到医院才解决了问题，并遭到了医生的一顿"批评"。这个例子就是典型的由于医疗行为造成的（医源性）阴茎异常勃起，这也是现阶段阴茎异常勃起的最常见原因，是为了治疗阳痿而造成的麻烦。

采取的阴茎海绵体体内血管活性药物注射（ICI）治疗阳痿技术具有无明显痛感、无药物依赖性、可反复使用、治疗效果满意等多种优点，并且由于非常简单方便而十分"时髦"和普及，患者可以带回家里自己应用。但该技术也给患者带来了一些麻烦，阴茎异常勃起就是其最大的问题。造成 ICI 治疗患者阴茎异常勃起的原因很多，例如医生在给患者试验性治疗阶段，患者获得"久别"了的满意的阴茎勃起，为了立即让自己的妻子也感受到自己的强健"能力"，在没有得到医生允许，或者医生没有明确交代病情的情况下，贸然回到家里与妻子同房，由于药物剂量过大或连续多次性交而诱发阴茎异常勃起；有的患者为了追求勃起的效果而不遵照医嘱，盲目地加大治疗用的药物剂量；还有的患者因药物部分遗失、注射方法不当等而没有获得满意的阴茎勃起，而擅自决定短时间内重复多次注射，导致了药物剂量过大而引起阴茎的异常勃起；个别医生对药物的使用经验不足而造成的异常勃起，也时常会在临床中发现。

其他造成阴茎异常勃起的病因比较复杂，但都较少见，包括：

（1）全身性疾病：主要是血液病，例如慢性粒细胞性白血病（简称"慢粒"）患者的骨髓异常增殖，使得白细胞数量极度增多，当白细胞增多到一定的程度上以后（超过 20 万 / 微升，而正常人仅 0.4 万～1 万 / 微升），就会发生白细胞淤滞，使得阴茎海绵体内的局部静脉回流的血流速度十分缓慢，而动脉仍然可以源源不断地充血，导致阴茎持续勃起而不变软。心肌梗死、流行性出血热、镰状细胞性贫血、红细胞增多症、血小板减少症、泌尿生殖系肿瘤或转移性肿瘤等也偶可引起阴茎异常勃起。

（2）尿道疾病：主要是炎症性疾病，例如前列腺炎造成的前列腺静脉丛栓塞可以妨碍阴茎深静脉的回流；尿道炎、血栓性静脉炎也可以引起类似的结果。

（3）阴茎疾病：包茎和包皮龟头炎可以刺激龟头诱发阴茎勃起，外力持续压迫阴茎、阴茎外伤、阴茎根部遭受癌细胞的浸润等。

（4）中枢和外周神经损伤或其他病变，如脊髓损伤或炎症、多发性硬化以及脑干病变可能导致脊髓中枢过度兴奋。

（5）会阴、阴茎血管损伤造成的动脉瘘或静脉回流受阻。

（6）个别男人的阴茎异常勃起可由激烈性交或延长性交后诱发，如新婚的性欲亢进。

（7）服用某些药物：雄激素制剂、α-受体阻断剂（盐酸哌唑嗪）、抗抑郁药（曲唑酮、氯丙嗪）、降压药（利血平、复方降压片、胍乙啶）、治疗阳痿的万艾可（伟哥）或局部涂抹的扩张血管乳剂用量过大等；

此外，还有一些男人的阴茎异常勃起可以没有明显原因。

16. "性"福比生育更重要

在不育夫妻在进行不育症的诊断和治疗过程中，由于性生活难以达到怀孕生子的目的，通常他们可能对性的兴趣会大打折扣，因此花费在性爱中的时间或情趣也大为减少。为了实现生育的目的，男性往往会选择在妻子排卵期尽快完成射精，而在"安全期"期间可能会严格限制性生活，或者根本没有性生活。即或是在妻子的排卵期附近，偶尔打起精神，在生育愿望呼唤下，集中起强烈的做爱的

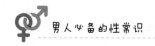

愿望，也会因为紧张、焦虑等难以有出色的"表现"。夫妻双方似乎都在为生育目的而进行着漫长的战争，而结果又往往是渺茫的。

人类的性行为在漫长的人类发展历史中一直在扮演着非常重要的角色：繁衍后代、延续种族，这也是人类生存发展的基本前提。但是除了生育目的外，性活动还具有很多的重要作用，甚至于某些作用比生育更重要。例如在高等动物中，性交也同样可以加强社会联系，巩固统治地位，降低焦虑和进攻行为，非生育季节的性行为往往还可以带来快乐。在不同的部落、社区、国家，人类通过联姻来密切并改善彼此的关系，消灭战争的危险因素。人类具有最复杂多样的性活动，可以通过性来表达丰富的情感世界。

实际上，生育只是我们漫长的夫妻生活中的阶段性"任务"，而"性"福则是伴随我们一生的大事情，切不可因为不生育而影响了自己对其他生活乐趣的追求，尤其是性的乐趣。有时，人们可能只有在丧失了某种能力之后，才会珍惜起"想当年"的能力，此时已经为时晚矣。年轻（育龄）夫妻之间的感情维系需要多种手段和途径，性活动无疑是最重要的途径之一，夫妻间维持和谐美满的性交往比生育的意义更大。

因此，对于具有性问题的不育男人提供一些建设性意见，从认识上先进行必要的调整，可能会弥补在不育的诊断与治疗期间对性生活造成的伤害，以免使暂时的性问题变造成永久的遗憾。不育男人要想充分享受性生活，你就必须把注意力集中在性本身所带来的快乐上。性生活时候注意体会身体中间的震颤和激动，或对方对你的吸引所在，必要时还可以对那些能引起你性兴奋的情景或人物进行性幻想。

第四章

不同年龄段男人的
性问题

1. 青春期男子的阴茎头一碰就痛，是怎么回事

许多青春期男性，随着性发育的渐趋完善，生殖器官的快速增长会给他们带来一些显著的身体变化及感觉改变，其中以阴茎头敏感最为常见，表现为阴茎头极度敏感，容易受到外界的刺激而发生勃起，甚至可以出现触碰疼痛，让男性不堪忍受。一位北京读者问道："您好！我今年16岁，男，近年来当有些东西触碰我的龟头时，都会感到痛楚（例如我用手指不太用力地触碰龟头）。小时候我以为全部男人都是这样，可是我问过一个同学，他的龟头就不会有痛的感觉，到底为什么我会这样呢？"

不论男女，性器官都是很敏感的，尤其踏入青春期时，即使轻轻地触碰也可以很敏感，但其中也存在着显著的个体差异，比如像读者的同学就对此不是很敏感。咨询者所提到的"龟头"，医学上称之为阴茎头，属于男性性器官中最敏感的部位。

读者正处于青春期，阴茎头自小受到包皮保护。当包皮向外翻露出龟头时，不管有意还是无意用手或其他东西，如内裤轻轻摩擦阴茎头，都会感到不适感，其实并非是一种疼痛。这是正常反应，亦是男孩子成长的必经阶段。当经过一段时日，性器官慢慢习惯了外物轻触，便不会再如从前般敏感及容易感到不适。因此，现阶段读者应该好好保护阴茎，避免刺激或触摸阴茎及阴茎头。

除此之外，阴茎头疼痛，可能是包皮与阴茎头发炎所致。包皮口过窄也可偶尔引起局部疼痛。一般来说，男性的阴茎勃起后，包皮应该自动往后翻起，阴茎头可以完全露出来；平时阴茎未勃起时，亦可以用手将包皮完全翻起及露出阴茎头作清洁。可是，有些男性的包皮却不能成功翻起露出阴茎头，或者当翻起包皮至半途时，会紧箍阴茎头，因而产生疼痛。包皮过窄会藏污纳垢，易引起发炎，影响日后正常的性生活，如果该读者的疼痛属于此种情况，最好让家长陪同，及

时去医院检查。

2. 如何应对第一次遗精

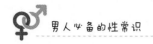

由男孩转变成男人的明显标志之一就是出现排精，第一次排精多在睡梦中出现，也叫遗精，是在性激素分泌增加刺激下的结果，多数人将其看作是男性性成熟的标志。男人的第一次排精对性心理发展极其重要，初次排精的经历常会伴有多种不同的情感反应和体验，并且对以后的性生活有长远的影响。尽管性知识普及程度已经有很大的提高，许多男孩还是会因第一次排精而出现情绪上的不稳定，表现为紧张、羞涩、困惑和恐惧等复杂感情，个别人甚至以为自己患了某种生殖系统疾病。

一般的成年男性每次排精 2~6 毫升，第一次遗精的精液量可能会相对多一些，具有满则溢的特点，是一些灰白色或浅黄色的浑浊黏稠液体，有麝香味或生石灰味，并伴有强烈的排精管道节律性收缩和欣快感。由于第一次遗精往往来得措手不及，让很多男孩子不知道该怎样面对。实际上，出现遗精并不需要特殊处理，简单地清除排出物和清洁局部皮肤就可以了。由于遗精往往发生在膀胱充盈状态下，同时将尿液排出还有利于冲洗尿道内的残余精液，起到清洁生殖道和避免感染的作用。不问其科学性而盲目地将很多处理遗精的"土方法"用在自己身上是不正确的，也没有必要。

值得注意的是，男性在接受到一定强度（不足以引起排精）的性刺激下，尿道口会流出一些透明、稀薄、拉丝较长的液体，与排精类似。一些人怀疑这是精子跑了出来，并担心长久下去会影响健康。实际上，每当接受到性刺激或与性伙伴亲昵的时候，尿道内的腺体分泌黏液，流经尿道口，并可使内裤浸湿，并不伴有高潮的出现，根本不是射精时排出的精液，对健康没有不良影响，绝大多数处在这个年龄段的男人都有相似的体验。

出现了遗精的男人应该庆祝自己的发育成熟，并为以后出现类似问题做好必要的准备，例如床边准备好卫生纸和内裤以备不时之需。一些男性逐渐养成了有规律手淫习惯，可以将这种经常出现在睡梦中的遗精转换成清醒状态下的主动行为，也未尝不是一种有效办法，只要掌握一定分寸，对健康有利而无害。

3. 遗精会让男人折寿吗

男人对遗精的恐惧不仅在于担心遗精会造成"肾亏"，更害怕因此而元阳尽丧，患上所谓的"脱精症"而折寿。体质虚弱且短寿的光绪（38岁过世），临死前在其亲自书写的《病原》中说："遗精已经将近20年，前几年每月遗精十几次，近几年每月二三次，冬天较为严重。"看来，遗精问题还应该引起重视。

造成遗精的原因很多，主要包括：①沉湎于性的刺激中，并维持着较高的性兴奋性；②不良的精神心理因素，例如紧张、焦虑、恐惧、激动等不良情绪均可以促发频繁遗精；③不良的生活制度和习惯，例如紧身内裤、酗酒、刺激性食物、剧烈运动、玩弄性器官、被窝过暖或棉被过于厚重、睡前过久的热水浴和足浴等；④神经衰弱：神经中枢对射精中枢的抑制作用减弱，使得低水平的性刺激就可以造成遗精；⑤泌尿生殖系统的炎症性疾病。由于宫廷生活的特殊性以及权利争斗的复杂、残酷和激烈，光绪帝发生遗精的原因可能与前述的诸多不利因素都有关。

青春期后的男人，生殖器官无时无刻不在进行着精液的制造过程，而且在输精管内积聚，并且在积聚到一定程度后，以遗精、手淫或性交射精的方式排泄。遗精就是在无性交状态下的排精活动。在睡眠做梦时遗精，称为梦遗；在清醒时遗精，称为滑精。未婚男青年出现遗精一般有两种情况：一种是生理性，这是正常现象，每个月出现1～5次遗精，属于生理性遗精，一般没有什么影响，不能算病态；另外一种是病理性，遗精次数较多（平均每个月内遗精6次以上），婚

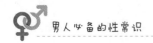

后有规律性生活的男人仍然有多次遗精，甚至在无性兴奋的情况下也遗精。频繁的遗精，往往对人的生理及心理造成不良影响，使男性处于一种疑虑、紧张、担忧、羞涩的心理状态，郁闷不乐，注意力不集中，甚至失眠，影响工作、学习和健康。实际上，男人的精液远远地没有人们想象的那么重要。健康男人的精液中绝大多数的成分是水分，损失一些也无关紧要，况且人体的自然保护功能也不允许精液源源不断地涌出。

生理性遗精只要进行必要的自我调整就可以了。

病理性遗精应该进行防治，主要包括去除病因，并进行下列对症治疗措施来控制射精：①对于遗精的过度恐慌是没有必要的，要解除精神压力，不必为了遗精而背负沉重的负担；②保持婚后一定频度的性生活，未婚者适度手淫别担心；③多参加社交活动，把精力集中在工作和学习上，参加健康娱乐活动和体魄锻炼，注意劳逸结合，睡前不要长时间洗热水澡，而冷水洗浴局部可以起到好的作用，早睡早起，不胡思乱想，不穿紧身内裤，睡觉时的被子不要太厚重，被窝不要过暖；④不看引起性刺激的低级下流读物，如无聊小报、淫秽录像、黄色小说，性挑逗很强的画片画面，睡前不饮酒和不吃刺激性食物；⑤养成良好的卫生习惯，每日清洗外生殖器官，包皮过长和包茎者要尽早处理；⑥如遗精频繁，可使用中西药物治疗，例如地西泮（安定）、氯氮䓬（利眠宁）等，阴茎头可以涂抹表面麻醉剂。

4. 肥胖男孩如何让自己的性器官"同步"发育

几乎每次出门诊都可能遇到焦虑的父母带着自己心爱的"胖儿子"来咨询，他们希望自己的孩子能够像一般孩子一样"同步"发育，毕竟这是个大问题，弄不好还要落"埋怨"、留下终身遗憾。多余的脂肪可以在体内任何地方恣意生长，连孩子的阴茎也难以幸免，甚至有被过剩的皮下脂肪"淹没"的危险，这让孩子成年以后该如何面对自己的生活啊！

我们在接诊这类患者时发现，最让孩子父母担心的是孩子性器官的发育问题，尤其是孩子的阴茎往往十分短小，许多父母是因为偶然观察到孩子的小"雀雀"往往小得仅露出一个小尖，这是肥胖男孩子最容易出现的现象，医学上叫作"隐匿阴茎"。所谓的"隐匿"也就是藏了起来，隐匿阴茎就是孩子的阴茎藏在了肥厚的耻骨前脂肪内，这与小阴茎是截然不同的，处理方法和预后也大不相同，千万不要混淆，必要时可以找专科医生去"分辨"，有的胖孩子可能还要通过"动刀子"矫治来解决问题。

肥胖可以影响阴茎的发育和外观，并造成男性激素水平低下、女性激素水平增高，影响睾丸的发育和精子发生。过度肥胖还可以影响青春期少年的一系列生理变化，包括身高、肌肉、骨骼的增长，第二性征的出现，以及生殖器官的发育，阴茎出现勃起与遗精的时间也可能因此而后延。固然青春期少年需要较大量的营养供给，才能够适应机体生长发育，但由于生活水平的提高，营养不良的儿童已经十分罕见了，但营养过剩以及运动减少所造就的"肥胖儿"却大量出现了，为成年后的生育和性生活设置了难以想象的障碍，也给父母带来了无穷的烦恼。对于严重肥胖的男孩子，减肥是绝对必要的，要注意避免青春期的营养过剩，平时要尽量避免过多的热量涉入，让孩子少吃高脂肪和高糖食物，平时多带孩子到户外活动，保持一定的运动量来消耗热能。

5. 每次与女朋友亲热时内裤湿糊糊的透明物是射精了吗

一个 18 岁的大学生告诉我，他已与一女孩恋爱。每次接吻时，小鸡鸡都要跷起来，有时候坚硬的让人难以忍受。但这并不是太大的问题，真正困扰他的是，每次与女朋友亲昵的时候，内裤总会湿了一大片。我不知道是不是精子跑了

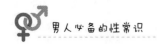

出来？长久这样下去是否会让我虚弱不堪？并寻求治疗方法。

18岁，应该算是成年人了，与异性亲密接触产生性兴奋，如阴茎勃起、尿道内的腺体分泌黏液，并使内裤浸湿都是正常的，并不是射精时排出的精液，不必担心，对身体也没有太大的影响，绝大多数处在这个年龄段的男人都有相似的体验；相反，一小部分男人可能没有这种情况，或者比较轻微，也不一定就是"毛病"，因为性刺激的强度、个体的生理差异等许多因素会造成性刺激下的分泌液减少。如果你因为出现这种情况而产生沉重的思想负担和压抑，导致性兴奋全无，那就不必要了。

6. "花季"少男，阴茎频繁勃起而影响休息和学习该怎么办

当男孩子进入青春期，随着雄激素分泌水平的增加，作为男人的"性"开始觉醒了，可以在性的刺激下出现性兴奋，典型的代表现象就是阴茎的自发性勃起，尤其是在夜间睡眠的时候。发育成熟的男人都有这样的经历，有无夜间或晨起阴茎勃起是衡量男人性功能的重要指标之一，是诊断病理性阳痿的重要客观指标。阳痿病人如果仍然有夜间勃起，那他只是功能性的疾病，进行适当的调整就可以了；如果没有了夜间勃起，就可以作出病理性阳痿的诊断了。所以说，有夜间的阴茎勃起是正常现象，也是男人乐于"遭遇"的，千万不要因此而背负沉重的精神负担。

一般来说，健康男人每晚睡眠中可以多次出现阴茎勃起，夜间可谓是阴茎勃起的高峰时间段。多数夜间的阴茎勃起并不是由于性冲动使然，而是由于体内的雄性激素在"作怪"，少部分人是性梦所致。随着年龄的增长，勃起的次数和持续的时间逐渐减少，勃起的强度也逐渐减弱。青春期男孩子的阴茎每晚可勃起6次以上，每次持续20~30分钟，总计可达2.5小时以上；青壮年男人每晚可有

3～5次阴茎勃起，平均每60～90分钟勃起一次；健康老年人，勃起的次数大约为每晚1～2次，强度一般也是比较微弱的。由于阴茎的这种勃起是在夜间发生的，许多少男们并不知道自己的阴茎勃起。

由此看来，阴茎的夜间勃起是男人特有的一种生理现象，就如同呼吸和出汗一样。但是刚刚步入青春期的男孩子，对这一生理现象的不理解，可以产生一定的烦恼，尤其是比较羞怯内向的孩子就更是如此，例如有的住校学生害怕同寝室的同学笑话自己的夜夜阴茎勃起，总是躲避着别人，并觉得自己很下流，甚至发展到不敢住集体宿舍。

有些男青年，如果夜夜阴茎挺立，让人难以正常休息，是不是也很烦恼？一位男青年来信咨询："我今年20岁，晚上睡觉醒来时经常发现自己的阴茎是勃起的，并因此而难以再度入睡，这严重地影响了我的休息，让我的学习成绩也下降了。不知道这是不是一种病态，假如是的话，如何治疗？"

如果这种情况影响到了个别男人的休息和工作，还是要进行必要的处理的。可以进行生活方式、生活制度的调整，也可以进行必要的药物治疗。常用方法如下：①简单的方法是自己在家里就可以进行的。例如安排好工作和学习，尽量避免接触各种性刺激，不要胡思乱想，早睡早起，棉被不要过厚重，不要让被窝过暖，睡前冷水浴（尤其是局部的冷敷）也可能有一定的效果。②养成有规律的手淫行为，提前将饱满的性能量宣泄出去，是最有效的办法，可以明显减少夜间阴茎勃起的次数，尤其是勃起的强度。③雌激素类药物、镇静、安眠类药物以及调整自主神经功能的药物可能有一定的效果，但是必须在专科医生的指导下进行，且不可自作主张，乱用药物。

7. 未婚男子也会患阳痿吗

在回答咨询电话和咨询信件时频繁出现的问题之一，是即将结婚的男人对自己性能力的怀疑。有的男人，在婚前可能有一次或偶尔几次性交失败的惨痛经历；有的男人尽管没有与异性进行过直接的性接触，也自觉阴茎的勃起程度不如从前；再婚者，尤其是因为性不和谐而与妻子分道扬镳的男人也会倍加紧张自己的性能力。这些男人的一个共同特点是，担心自己的阴茎在"关键"时刻"不听使唤"，甚至不惜给自己冠以"阳痿"的恶名，均希望能够在结婚前将自己的性能力打造得炉火纯青，或者通过医学检查来"证实"自己的性能力，为自己疑惑的心理放置一枚"定心丸"，以便能够风风光光地度过与妻子首次的"零距离接触"之夜，或者至少要顺利地实现自己从男孩子到男人的过渡，否则就会觉得心里特别地不踏实。

一个准新郎这样写道："我将于下个月结婚了，这本是一件好事，可是越临近婚期，我越紧张，我发现最近阴茎勃起的不像以前那样坚挺，心里确实有不少担忧与紧张。我怀疑我是不是有肾虚的症状。我以前有过手淫的情况，大概有4年的时间了，但是手淫的次数不频繁，尤其在阅读了有关性保健方面的知识后，这种情况更少了。我现在很担心自己不能履行一个做丈夫的职责。我刚刚23岁，以后的日子还长着呢，如果因此而不能结婚，那么生活还有什么意义呢！我想您能有什么办法帮我从中解脱出来。敬请尽快告知！"

根据刺激诱发的种类不同，阴茎勃起可以粗略划分为三种情况：①反射性勃起（直接刺激性器官所引起的阴茎勃起，如手淫、性交等）；②夜间阴茎勃起（在睡眠状态下阴茎的一种自然反应）；③心理性勃起（通过人的视觉、嗅觉、听觉、触觉、思维等引起）。夜间阴茎勃起往往不容易为男人所掌握和控制，但反射性勃起和心理性勃起却是让男人实实在在地感受得到的，在这两种性刺激中，男人往往自我比较的是在没有性刺激或通过自己的视觉、嗅觉、听觉、触觉、思维等引起心理性勃起，当然不如反射性勃起来得要强烈得多，而这种反射性勃起只有在直接面对妻子的时候才能得到，性生活中双方肉体和生殖器的互相接触，会使阴茎勃起更加充分，进而使性生活美满和谐。由此可见，有的青年自觉阴茎勃起不足，其实是没有受到足够性刺激的缘故。

所以，没有结婚，就考虑阴茎勃起不好，确实有点为时过早。性生活与我们生活中的许多现象是不一样的，例如你可以积攒钱财以留待"过河"时急用，但性生活却不遵守这个规律。对于绝大多数的男人来说，性生活是水到渠成的事情，是要临场发挥的，是需要相爱的两个人在一起的激情碰撞，激情可以燃起更大的激情，可以让相爱的二人身心合一。对于新婚男子，激情是绝对不会少的，所以一般不会有太大的问题，不要有任何心理负担。一旦有问题，婚后再治疗也不晚。有类似情况的男士们，不妨采取一种豁达的态度，不要把精力过分地集中在性的问题上，这样做的结果可能会更好。

从另外的角度讲，要想诊断某位男士患有阳痿也不是一件轻而易举的事情，需要满足一系列条件，例如已婚并有稳定的性关系、夫妻感情良好、不能完成性交全过程、病程一般要求在 3 个月以上等。所以，偶尔的一次或几次性交失败也不能算得了什么，哪一个人没有"马失前蹄"的时候呢！所以，未婚青年不要把缺乏反射性勃起的情况误认为是阳痿，否则会给自己套上了不必要的精神枷锁，背上了沉重的思想包袱，如婚前曾有过手淫，便以为有过手淫必然会发生阳痿，于是整天提心吊胆，在性生活时顾虑重重；有的青年婚前偷食"禁果"，但因紧张、焦虑、心理上的犯罪感和性经验缺乏等不利因素，导致性生活失败，以致婚后真的发生了本不该发生的事情，这让人多么遗憾哪！

其实，即将结婚的男人们只需端正认识，婚后心情坦然，便会顺利愉快地"拿下"婚后的性生活。

8. 未婚青年何来早泄

经常有未婚男子的咨询电话或者在门诊就诊中询问早泄问题，往往自诉有一定频度的手淫，而手淫射精的时间逐渐地缩短了，因此担心是否会给他们婚后的性生活带来早泄的问题，从而影响到夫妻的性和谐，并希望了解有效的控制办法和治疗手段。

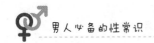

对于未婚青年，我们是不考虑早泄诊断的，不负责任地给未婚男人冠以"早泄"的称谓，将给他们带来难以想象的痛苦和压抑，并可能真的给婚后的性生活造成不和谐。早泄的诊断是需要有固定的性伙伴，有一定频度的性交，并且持续相当长的一段时间，射精仍然过快或者难以控制射精者，才考虑诊断为射精过快或者早泄。实际上，对于早泄诊断也确实存在许多认识误区，真正意义上的早泄是指阴茎勃起后没有能够送入阴道，或者刚刚进入阴道抽动不到1分钟者。而绝大多数的自认为是早泄的患者往往是对自己的性交时间不满意，或者难以自我控制射精，他们需要解决的问题是"锦上添花"的改善性生活质量问题，而不是所谓的早泄问题。

所以，对于未婚青年的这种性紧张、性焦虑情绪下产生的"早泄"问题，要善加引导，消除紧张焦虑情绪，而不需要特殊处理或治疗。实际上，绝大多数的男人都可以在婚后或快或慢地摸索出控制射精和改善性交时间的办法。

9. 初尝"禁果"的尴尬与危害

对于未婚的男人和女人们，怀着对性的神秘心理，以及各种各样的不同心思，向最神秘的领域发起了进攻，品尝到了性的甘美，但也可能因此陷入了种种危机，主要来自于：

（1）负性的心理作用：有些男性的婚前性行为，可能是出于试探对方爱情的真实性，或者希望占有对方的身体，进而为婚姻打"保票"，这种心态往往在双方的心理上产生互不信任的根源，可能成为日后婚姻危机的导火索。

（2）性生活质量差：既然是"禁果"，就有见不得人之处，因此就难免偷偷摸摸、惶恐不安、仓促行事，加之缺乏性经验，性生活的质量根本没有保证，并容易造成心理伤害。

（3）容易传播疾病：在不能保证对方身体健康的情况下进行性交，必然有招致性传播疾病的危险性，如肝炎、肺结核、淋病、滴虫病甚至艾滋病等。

（4）造成意外怀孕并可留下许多后遗症：这种偶然的结合，也有让女方怀孕的机会，而未婚先孕让男女非常尴尬，受到来自社会上的巨大压力，而私自堕胎容易造成大出血、盆腔炎等疾患，并可留下痛经、月经不调、输卵管阻塞等后遗症，为以后的婚姻生活和生育带来巨大的麻烦。

10. 教你度过一个美好的初夜

多数男人对新婚的初次性行为都怀有美丽的憧憬，渴望着在那个瞬间结束自己"处男"的称号而成为真正的男人。但事实与想象可能存在着若干的差别，两人之间的初次性行为其实并非想象中那样容易，还可能遭遇到某些难堪和尴尬，双方（尤其是男人）应做好心理准备，以免失望大过期望。初次是新鲜的，但并不一定是最甜美的。

（1）做好"关键部位"的清洁工作。在新婚蜜月时期，由于行程繁忙劳累、休息不足等，使机体的抗感染能力有所下降，若没有做好清洁工作，容易合并感染，而无论男女的局部炎症，都可以在性交时产生疼痛不适，是非常扫"性"的事。因此，要保持良好的卫生习惯，性生活前后进行局部清洁。

（2）新婚初夜莫忘避孕。如果男女双方不想马上要孩子，又都有所顾虑，因此思想不能高度集中，性生活会受到影响。采取适当的避孕措施，双方便可以毫无顾虑，精力集中，性生活会取得满意的效果。

（3）在初夜时的男女双方都要尽量放松心情，缓和紧张情绪。适当地借助润滑剂等情趣用品，可以使阴茎比较容易顺利地进入阴道，并增强性感受，但要把握的原则是不伤害自己及伴侣，切莫使用太过侵入性的东西，以免造成伤害。如果阴茎强行进入阴道的话，不但女性的阴道会非常疼痛，就算是男性的阴茎也会有痛楚，这就失去追求双方欢愉的初衷。处女膜破裂后，有些轻微疼痛和少量出血，应该用消毒的纱布或药棉擦拭，最好隔2～3天再性交，以防破损的处女膜伤口发炎。

夫妻之间要彼此互相体谅配合，克服紧张和恐惧心理，精神主动放松，在性爱过程中最好要全心投入，不要心不在焉、想东想西，或说些比较扫兴的事，影响双方的情绪。若当日无法完成性交，也不必急于一时，休息一段时间后在进行适当的"冲刺"。倘若过了一段时日还是不能顺利完成性交，就应该接受必要的咨询和检查。

（4）性生活不单指性器官的交合，还包含前戏、后戏，另外，身体的接触、灵魂的合而为一都包括在内。此外，性爱并不只限于性器官的接触，身体的爱抚、心灵的抚慰都包含在内，只要两人能尽情享受，初次性交时间即使很短也无妨，因为重要的是两人鹣鲽情浓的爱意。

（5）夫妻关系虽然很亲密，但两人之间，还是需要保留属于自己的小秘密。有些人在缠绵之后，以为两人之间应该没有隔阂，进而无话不谈，提及以前的情人或之前的性经验，常造成两人之间的心结和彼此尴尬，徒增烦恼。一句有意或无意的话，都有可能伤及对方的自尊，所以千万不要在这个场合说不该说的话，以免败"性"。

（6）夫妻之间的性生活与婚姻关系是相辅相成的，致力于追求性生活的美满也就等同于密切婚姻关系。初次性交，男方可能由于缺乏性知识或过分激动，出现过早射精而影响情趣。对于这种情况应该给予理解，这不同于早泄，可以随着婚后性知识增长和性经验的积累，双方默契配合，会很快恢复正常。毕竟，性是一种学习的过程，而且它的领域相当广泛，人终其一生都处于学习的阶段，唯有充分的沟通，了解对方所需，并相互体谅，才能不断地成长，才能渐渐圆满。所以，不要急于在新婚之夜将所有的技巧都尝试完毕，让较多的悬念和空间留待以后探索。

11. "初战"不利并不能意味着什么

即将由男孩子变成男人的准新郎们，对洞房之夜充满了无尽的幻想，无不怀着即兴奋而又紧张、焦虑的心情，期待着那春宵一刻。然而，真的面对那一刻的时候，绝大多数又表现得不尽如人意，真正能够挥洒自如地度过那一夜的男人，并不多见。

第一次过性生活遭遇尴尬的情况太多了，并不稀奇，但这却给"当事人"的心理和夫妻感情投下了一层厚重的阴影，甚至可以让他们中的部分人分道扬镳，这实在是有些不必要，或者说是小题大做了。一位痛苦的新郎在求救信中写道："我是一个上海的阳痿患者（至少我自己认为是）。几个月前与我女朋友在国外旅行结婚时，遭到了人生最大的打击。在品尝人生最美妙时刻的那个夜晚，却噩梦一样让我难以忘记。在做爱之前一切正常，我的阴茎也勃起了，可是当马上开始进入状态时，我的阴茎迅速萎缩了。那本来应该是我的第一次，可是我失败了。后来我们又试过两次，都是大概相同的结果。我的女朋友（我只能这样称呼她，毕竟她还没有成为我的人）很理解我，为了让我能有勃起，她也给我口交了，可是没有多大效果。她说让我先看病，她会等我，可我实在觉得自己对不起她。希望你们能帮帮我！"

新婚之夜，或第一次性生活失败不能说明患有阳痿。一项大样本的调查和诊疗经验证明，新婚"阳痿"的男人中，只有7%是确实存在某种影响性功能的疾病或异常，而绝大多数的新婚"阳痿"男人，只是性经验不足，或者没有很好地把握性交时机。

新婚性生活失败原因是多方面的，不妨按照以下的几个方面自我对一下号，看看自己是否是真的阳痿，还是仅仅是由于性生活经验不足所致，并相应调整：

（1）消除紧张、焦虑情绪：新婚小夫妻对性生活是一种心理上的长久期待和向往。第一次亲密接触，第一次把游移不定、朦胧的性欲变成了现实，这让双方都是在兴奋、激动、神秘、渴望、紧张、惊慌、疑虑不安、百感交集的情绪下跃跃欲试又茫然无措，特别是男方对性知识了解不够，或有手淫习惯，怕性交失败的思想负担较重，性交前过分紧张均容易导致失败。

（2）熟悉对方的身体和性生活常识：双方对生殖器官缺乏正确的认识，对性知识了解不够，性交姿势不对而导致失败。

（3）消除性生活前的不利因素：旅游结婚必然要对体力和精力有极大的消耗，更换新环境的不习惯，饮食不合口或者酗酒等，均不利于男人充分发挥性功能。

我觉得，与这个"不幸"的青年类似的问题比较多，多数人是因为性生活经验不足所致，或婚前有过度手淫。在自我调整无效的情况下，可以考虑接受医生的咨询和诊治。我们治疗一般采用标本兼治的原则，去除或治疗原发病因，同时配合立竿见影的方法，如口服万艾可，或者阴茎内直接注射血管活性药物，让男人短期内迅速重振"雄风"，实现与妻子合二为一的零的突破，这对于增强男人的自信心、消除性焦虑都有很多益处。

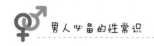 12. 中年男人渴望抓住青春的尾巴

勃起功能障碍（简称ED）已经在男人们（特别是中年男人）的脑海里逐渐深刻起来，成为他们茶余饭后的热门话题。性科学家的研究发现，ED的发病与年龄成明显的正相关关系。一般在40岁以后，男性患ED的概率开始明显增高。40~70岁重度ED的发病率分别为5%和15%，而不同程度的ED发病率为52%。故随着年龄增加出现的ED对男性生活质量影响很大。中年男人的性能力减退的对比度比较明显，这可能与中年男人的精神心理因素，如精神紧张、压力

过大、疲劳过度等有关。中年男人十分在意自己的性能力，并将其看作是成功男人的标志之一，是男人强壮的象征之一。

事实上，绝大多数的夫妻在新婚时期，的确会有一段非常甜美的时光；步入中年的夫妻也有的人体验到了越发美满的性生活。但也许是因为朝夕相处，彼此不再像婚前那样具有新鲜感，或者因为工作压力、生活紧张等因素，让夫妻间的性爱过程很容易流于公式化，长期在固定时间、固定地点、以同样的方式来做爱，久而久之双方都有可能会厌倦。中年夫妻应该客观地认识到发生在自己身体上的心理和生理变化，并做出相应的调整，从而改善性生活质量。此时可以让心理医生来配合自己的调整，或者让专业医生对自己进行必要的检查和治疗。但是在进行这一切之前，不妨自己先进行一番调整，往往会获得意想不到的效果，毕竟只有自己来拯救自己才是最卖力气的。

（1）不断创新："喜新厌旧"是人的本性，夫妻长期相守，习以为常，性兴奋能力下降是很自然的事情，因此夫妻之间性生活创新尤显重要。多数夫妻有可能长时间只采取 1~2 个固定的体位来做爱，男人始终是主动的一方，长期下来比较容易造成感觉缺乏，因此偶尔变换体位，采取不一样的方式，可交替性交姿势体位，采用女上位、后入位和侧入位，让妻子尝试做主动的一方，双方更容易达到满足；改变性交地点，有意识地在客厅、沙发、地毯或宾馆同房；短暂的夫妻分离，也可以达到小别胜新婚的效果。

（2）接受不再"十分坚硬"的阴茎：中年男人的阴茎勃起硬度肯定不如年轻的时候，但这并不应该成为影响夫妻性满意程度的重要因素。事实上，对于多数夫妻来说，阴茎勃起的硬度只要维持在 60%~70% 就可以满足性生活的需求了。此外，中年男人阴茎的这种"让人不愉快"的变化还可能延长了同房时间，改善性生活质量，敏锐的夫妻是会体会到其中奥秘的。

（3）以少胜多：中年以后的夫妻性生活次数必然要进行相应的调整，不要勉强去与自己年轻时候的性交频度攀比，不要在性生活数量上斤斤计较，而应该更看重质量。"小别胜新婚"就说明了一次高质量的性生活对夫妻双方的感受有多

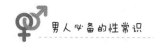

么重要。调整后的性生活次数可能要少了一些，但只要夫妻能够同时获得身心上的满足，哪怕性交的次数再少，仍然可以感受到情感和肉体上的巨大满足。

（4）以慢胜快：中年男人的性兴奋的节奏和性交速度逐渐减慢了，达到高潮的时间也延长了，这种变化从表面上看似性能力的降低，实际上却使得男人与妻子的性兴奋过程更加接近了，容易使夫妻性感受同步化，这种富于情感的缓慢动作对妻子更加具有诱惑力，也更加容易燃烧起妻子的热情，可以让男人感受到带给对方愉悦后的巨大快乐。

（5）局部的冷热刺激：外阴和盆腔的局部温度变化对男人的性反应有很大的影响，冷刺激可以抑制性兴奋，而热刺激可以激发性冲动。对于频繁遗精和早泄的男人，可能与性兴奋过高有关，可以在睡觉前或房事前做局部的冷敷，将毛巾放在冷水浸泡，拧至半干，敷于外阴部，每 2 ~ 3 分钟更换 1 次，连续 3 ~ 4 次；射精困难和阳痿男人，多是性兴奋性不高所致，房事前局部热敷，可以改善性能力，将毛巾浸泡在 50 ~ 70℃ 热水中，拧至半干，按照前述方法局部热敷，也可在 40 ~ 42℃ 的热水中坐浴 10 ~ 15 分钟。

（6）少吸烟或不吸烟：香烟里的有害成分可使血管收缩，阴茎的动脉和海绵体平滑肌扩张不良，从而增加 ED 的易感性，吸烟的男性比不吸烟的男性患病可能性高两倍。

（7）预防和控制糖尿病、高血压及动脉粥样硬化：糖尿病可使阴茎的神经、动脉和阴茎海绵体平滑肌发生病变，从而导致勃起功能障碍；高血压和动脉粥样硬化均可使勃起动脉壁变硬，弹性下降，不能满足勃起时的血流供应。防止这些疾病的发生，或者早期发现这些疾病，并给予有效的控制，将会使得中年男人的性功能减退降低到最缓慢的程度。

建议中年男人要保持年轻的心，观念不要太封闭保守，保留新鲜感，同时营造浪漫的性生活气氛与情绪，并且不断地沟通学习，让生活益发多彩多姿，才能维系并创造更完美的性生活，再度制造辉煌，从而获得持久的快乐，哪怕进入了老年阶段，也是一样的道理。

13. 中年男人担心自己的性能力下降该怎么办

对于中年以后的男人，最让他们担心的一件事情，可能就是要不断地面对性欲望和性能力降低，这可能是让绝大多数的男人都非常沮丧的事情。一想到自己即将青春不再、"雄风"全面丧失殆尽，还怎么可能高兴得起来呢。所以，中年人的心理状态是最不稳定的阶段，也最容易出现各种问题。既然担心自己的性能力降低是这一年龄段男人关心的重中之重，那么不妨从此处着手，进行一番调整和改变是必要的，也证明了确实是行之有效的。

但是，盲目地臆测自己的性欲望和性能力降低也是没有必要的，况且人的性欲望和性能力不可能一成不变，尤其是与年轻时候相比性欲望的波动可能更明显，即使是在最好状态阶段也可能存在一定的波动，要注意区别，以免因为要求的目标过高而产生失落感和错误的结论。事实上，处在恋爱中和婚后不久的男人，对性的需求欲望十分强烈，经常让妻子觉得丈夫"索取"性爱的频度过于频繁，给女人的感觉是丈夫的性要求强烈；而婚后的多年共同生活，让男人对性的神秘感逐渐淡化了，女性也不需要过分地限制自己的性欲望了，男人的"性弱势"逐渐显露了，但这并不表明男人的性功能出现了异常，这也符合人类的一般心理特点："越是容易得到的，就越不珍惜"。此外，性生活的模式化、缺少变化和新意、缺少交流等也会影响到男人的性欲望，因而会影响到性的表现，却并不一定有性能力减退。所以，一旦男人觉得自己的性能力"低下"了，不应该过分地猜测，而应该主动寻找解决的办法。实际上，解决问题的方法很简单，主要应该注意从以下几个方面着手：

（1）心态的调整：在日常生活中要保持性格开朗、胸襟开阔，并保持一定的幽默感，而不要精神抑郁，封闭自己，从而建立起更多的生活乐趣。

（2）性心理状态的调整：要充分地自信，相信自己的性功能是正常的、强壮

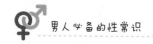

的，不要盲目地进补所谓的"壮阳"药物和各种保健品。

（3）注意自我形象：外表的干净和整洁可以让别人对你的精力和魅力同样地敬重，并因此而赢得有能力和精力充沛的感觉，这不但对别人很重要，对自己就更重要。

（4）坚持参加体育锻炼，保持良好的身材和体重：注意加强腰部的锻炼，如骑自行车、慢跑等。

（5）饮食调节：多吃对身体健康有益的食物，如新鲜蔬菜和水果，尤其是可以通过"食补"壮阳的韭菜、白瓜子、海产品等。

（6）戒除不良的生活制度和习惯：要戒烟、酒、赌、熬夜等不良习惯，不要让身体进入疲劳状态，并且保持时间充足而且有效的睡眠。

（7）适当服用抗衰老的药物：维生素 E 和维生素 C 等具有延缓身体衰老和性衰老的作用，可在医生的指导下服用。

（8）定期接受健康检查：及早发现潜在的疾病，尽早救治，可以让疾病对性功能的损害减少到最低限度。例如高血压、糖尿病、前列腺疾病等是中年人比较容易出现的疾病，并可能影响性功能。

14. 面对娇妻，再婚男人"力不从心"该怎么办

离婚和再婚可能会"找上"一些中年男人，让他们不得不面对，而遭遇初婚娇妻的殊荣，也是他们中部分人的别无选择的选择，其中的一些男人可能会发现自己在"床上"的表现有些"力不从心"了，殊荣反倒让他们难以消受。一位有此"殊荣"的男人，在咨询信中这样写道："离婚几年当中，我一直没有正常的性生活。前不久，我再次走入了婚姻的殿堂。我的妻子比我年轻好多，还是一个处女之身，在性方面的要求也比较强烈。可是，我却在这方面有点力不从心，常常有勃起不硬的现象出现。离婚前，我的性功能一直很正常。但不知道为什么，再

婚后却出现了问题。我想问的是，在这种情况下，应该怎么办呢？我可以用什么办法让妻子得到一定的满足？"

从来信可以看出，这个男人的性功能是正常的，问题在于如何适应再婚的夫妻生活。不同的个体和不同的年龄可以表现出对性的要求的明显差异，夫妻间要相互体谅对方的生理和发育特点，不要盲目地强调满足单方面的某些需求。一味地为了讨好对方，而不顾自己的身体特点，这样的性生活是难以维持长久的，其最终的结果很可能是造成对妻子过度旺盛性欲望的恐惧和躲避，甚至可能造成真正的性功能障碍，反倒难以达到维持和密切夫妻感情的目的。建议你将性生活的频度适当减低，要学会保护自己的性能力，不要在自己不想、不愿、不能的情况下勉为其难，否则的结果将适得其反。弥补的办法是可以通过直接性接触以外的行为，如拥抱、亲吻、触摸、甚至手淫的方法来满足对方的部分需求。还可以通过培养生活中的其他爱好，如旅游、运动、钓鱼、养植花草等来分散妻子对性的注意力。此外，向妻子坦言彼此生理要求的差异和频繁性活动对身体的伤害，征得妻子的理解也很重要。毕竟，妻子更在意的是丈夫对她的感情和长远的性和谐，而不会过于在意"眼前利益"。

15. 再婚夫妻的性协调

既然有幸走到了一起，再婚夫妻就应该为这段婚姻负责，并努力来维持婚姻的完整性，包括夫妻感情和夫妻生活，尤其是性生活。但是，说起来简单，做起来谈何容易！不妨按照下面的几个方面尝试着慢慢地做起来：

（1）尽量回避"历史遗留问题"：离过婚的男人，再谈起婚嫁时会小心翼翼，唯恐再次陷进危机，因此会更加关注"历史遗留问题"是否会对新的婚姻构成危机，毕竟以往的婚姻失败不是什么让人愉快的事情，尤其是当妻子也是再婚的时候，将会使局面更加难以控制。实际上，许多再婚夫妻的心理和情感冲突是来源

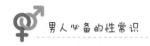

于无中生有的彼此猜忌，所以这些"敏感"的话题还是尽量回避的好。

（2）不要总是"重温旧梦"：再婚夫妻的生活中，尤其是性生活中，经常会自觉或不自觉地进行比较和对照，并使一方联想到以前的性生活的不同，如前戏的方式、爱抚时间的长短、动作是否粗暴等，对于"变了味道"的性交，往往很难达到性和谐和性满足。对于再婚夫妻来说，要使对方从记忆中完全抹掉前夫或前妻，是不大可能的，也不应强行要求对方忘却一切，但明智的办法是，任其自然，多给予同情和关怀，让对方体会到你深切的爱。同时，也应更加珍惜重新获得的爱，应多做安慰体贴工作，消除心理障碍。

（3）协调性生活：再婚夫妻性生活不和谐也是不可避免的，相互协调适应的情况比较复杂，需要一个过程而不应急于求成。再婚夫妻性生活的和谐，要解除顾虑，对性生活进行坦率的交流，互相关心体贴。在婚后的共同生活中，不妨也共同学习一些有关的性知识，更有利于性生活的协调和适应。

（4）体验新感受：再婚夫妻尽管容易存在性生活不和谐，但是双方都有过性生活体验，可以利用以往的经验来使现在性生活更加和谐，进一步创造新的性爱感受。

总之，再婚夫妻性生活是一个比较复杂的问题，应该有充分的认识和必要的思想准备，化消极因素为积极因素，扬长避短，共同努力，重建美满和谐的婚姻与家庭生活。

16. 走出婚外情的阴影

一些已婚多年的妻子，可能会发现自己的丈夫在潜移默化地发生着变化，原来和谐的性生活似乎也变了味道。因此，有的女人选择了与男人进行抗争，并陷入了一场无尽头的浩劫和烦恼之中。一位妻子在咨询信中谈到自己的丈夫时，说道："他也老大不小的了，是单位领导，必要的应酬也是在所难免的，这我也知道并表示充分理解，但让我担心的是他与女人"有染"。我实在是不放心他的那帮酒肉朋友，他们聚到一起就没有好事情，不是赌博就是谈女人，吃吃喝喝、玩麻将、洗桑拿等活动我知道丈夫不太热衷，也出不了大格，但万一他在外面勾引女人怎么办？谁敢担保男人在酒精的作用下不会干出些什么呢！况且，现在的那种风骚女人很多，为了钱会硬往男人身上粘的，我真的很担心。每天丈夫晚归，我都宁可选择久久地等候而不愿意独自睡去，而且越等得晚越心焦（图7）。每次丈夫晚归，我都要仔细盘查一番，为的无非是防患于未然，但丈夫却觉得我对他不信任，是在提防他，并说我剥夺了他的正常生活空间和权利。到现在，我们的感情也比以前淡薄了许多，我真不知道该如何对待自己的丈夫了，而我是深爱他的"。

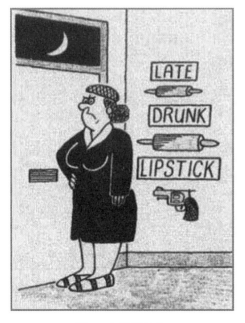

老婆对晚归男人的处理措施分别是：①晚归：小惩罚；②晚归加酗酒：大惩罚；③晚归加找女人：要玩命。图中的英文从上至下分别是：晚归、酗酒、口红

图7　老婆的等待

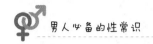

许多疑心的主妇可能白浪费心思了，丈夫可能并没有婚外情。但是防患于未然还是必要的，这种防范措施更多是在于对自身修养和协调夫妻关系，包括夫妻间的性关系协调。实际上，作为女人，希望丈夫对自己感情专一，希望夫妻和谐幸福、白头偕老，想拴住男人的心情是可以理解的。但依靠猜疑、防范和控制的方法（图8），企图将男人拴在自己的裤腰带上，以为这样就万无一失了，而结局往往事与愿违。理想的做法应该是琢磨一下如何拴住男人的心。只要你采取理解、尊重、信任的态度来了解和把握丈夫的心思，从生活中的点滴来关心丈夫，同时适当地进行修饰和打扮，并不断地提高自己的品位，增加自己吸引丈夫的亮点，就一定能赢得丈夫的尊重和好感，从打赢夫妻间的心理战必然过渡到打赢生理战，赢得丈夫的整个身心。

对于真有婚外情的男人来说，真正道德败坏的毕竟是极其少数的，这些婚外情者们绝大多数可能是厌倦了平淡的生活。年复一年的日常琐事、每天面对着同一张面孔、旅行职责一样的性生活、固定不变的性交体位、姿势和环境，的确容易让男人产生厌倦情绪；而婚外情往往会让男人有耳目一新的清新感觉，因而鼓起了个别男人的冒险猎艳心理。还有的男人可能是性功能出了问题而选择躲避妻子。聪明的妻子应该及时找到问题的症结，发现夫妻间存在的潜在危机，多从自身找差距，采取切实有效的相应对策，必然能够挽回危局。

根据调查结果显示，有41%的离婚案件涉及婚外情，而婚外情产生的一个重要因素就是婚姻内的情爱和性爱的不和谐。婚外情给家庭和社会带来的巨大伤害是难以估计的，而婚内夫妻良好感情的培养可以在很大程度上让婚外情没有了滋生的土壤。毕竟，没有缝隙的鸡蛋是不会生蛆的。

对于男人来说，也一定要清醒地认识到，平平淡淡才是真，平淡的婚姻才能够长久。在你准备弹响婚姻的不和谐音符前，你一定要认真考虑好后果，是否值得为了一夜情或者一时的生理满足而放弃自己的原配。

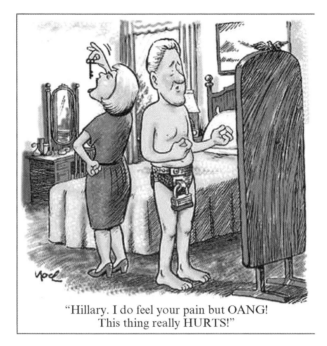

"Hillary. I do feel your pain but OANG!
This thing really HURTS!"

图 8　贞操裤管用吗?

17. 中年男子在"关键"时刻表现不佳是不是阳痿

经常在接待性功能障碍患者时遇到一些中年男子，自述近一段时间来感觉精力不佳，在性功能方面的表现也不尽如人意。有时，妻子想要了，却不能勃起，无法满足她的要求。但是，平时没有性要求的时候却有时还可以有阴茎的正常勃起，甚至可以让自己也很满意。问题就在于，正在"关键"时刻却经常出现问题，阴茎不听自己的指挥。因此这类患者最担心也最害怕自己已经是患有了平常所说的阳痿，或者与阳痿"距离"不远了，并希望采取切实有效的办法来"扭转"这种尴尬的被动局面。

尽管在人们的印象中普遍认为，男人的性兴奋与性高潮都不需要花费太大的精力和体力，但却肯定会给男人的大脑中枢带来极大的紧张状态，男人的"性"累在中枢神经系统，与男人的"膀大腰圆"没有太大的关系。而人到中年，在体力、精力和性能力方面已经逐渐开始了缓慢的减退过程，与青壮年时期旺盛的能力无法相比了，日常生活中的精神紧张焦虑很容易让男人在性生活中偶尔出现"精神溜号"的时候。为了产生足够的性欲和性兴奋，中年男人不得不付出全部的精神能量，故"性"在关键时刻不听从大脑的指挥，偶尔出现性功能方面的不尽如人意，难以让妻子"性"致高昂，也在情理之中，而不应该仍然按照"想当年"的标准来苛刻自己。所以，并不应该将其简单地归因于阳痿，或者根本与阳痿无关。你不妨在生活中自我调整一番，看看效果如何。

中年人，在生活中处于家庭支柱的重要位置，在事业上正处在巅峰阶段，但来自于家庭和工作中的沉重压力，也在潜移默化地耗费着你的各种体能，包括性能力。因此，这样的中年男人可以调整一下自己的生活制度，摆脱繁重的日常工作和繁琐事物，给身体一个放松的机会，同时尽可能地密切与妻子的感情。经过一段时间调整后，多数这类情况是可以奏效的。如果上述方法效果不显著，你应该接受必要的检查和咨询，因为性能力的减退也可能是某些疾病的先兆，例如高血压、糖尿病等。即使没有任何疾病，在专业医生的指导下，尽快恢复自然的性能力，对于夫妻双方的身心健康和性和谐都是大有好处的。

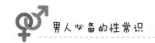 18. 40 岁男人如何应对性功能减退

刚到不惑之年的王先生感觉在性生活中有些力不从心，有时还要靠手来帮忙，而且精液射出的力度和量均大不如从前。他想一想自己前几年的状态，觉得自己性功能下降很多，并为此不安起来。在饭桌上，也常听到老同学们的调侃，而电视广告中那些让人羡慕的"猛男"形象，越发让自己觉得在那方面确实有点

不行了，有时甚至有点害怕性生活。连妻子都似乎隐含着不满情绪，这让他产生了巨大的焦虑与不安……

男人到了不惑之年，随着身体功能开始逐步走下坡路，性能力明显不如从前就是其中的一个方面。事实上，中年以后的男人最担心的一件事情，可能就是要面对性欲望和性能力的降低，这也可能是让许多男人非常沮丧的事情。所以，很多中年男人会因性事不满意而感到不安，甚至痛苦。那么，一旦像王先生这样感到性能力"大不如前"时，应该怎么应对呢？

（1）直面现实，认识到性能力下降是男人40岁以后正常的生理反应。随着年龄的增加，人体功能出现下降，这是人类正常的生理规律。事实上，绝大多数男人在中年以后都要经历性能力由高向低的转变。面对性能力的下降，心里产生失落感甚至无望感是可以理解的，也是正常的心理反应。此时，要接受现实，并在目前的情况下尽量做得好些。不要再与年轻时对比，因为现在的情况并非不正常，只是不如原来而已，所以多想也没有用。综合起来，这个年龄段的性功能可能会出现以下情况：①性欲望会有一定程度的下降。②阴茎勃起硬度不如年轻时。③阴茎勃起不如以前那么自如。④性生活中的快感不如从前。⑤射精时的力度比年轻时下降。

（2）关心自己的身体健康，如果有疾病，要积极治疗。中年男人容易成为各种疾病攻击的主要对象，尤其是高血压、糖尿病、前列腺疾病等常见病，都会给男性的性功能带来不良影响。所以，最好定期做体检，了解自己的身体健康状况。发现有疾病，一定要积极治疗。预防、控制好这些疾病，就是在维护自己的性功能。

（3）养成良好的生活习惯，因为这可能直接影响到性的发挥。40岁左右的男人大多处在事业高峰，家庭负担和社会责任都很重，各类应酬也较多，过度劳累和饮食无度将不可避免地影响性能力发挥。所以，要戒除不良的生活习惯，平心静气地逐渐开始调节生活方式，改掉一些"伤性"的习惯。少抽烟、不酗酒、戒赌，尽量不要熬夜，不要让身体进入疲劳状态，并且保持时间充足而且有效的睡

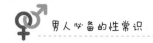

眠。坚持参加体育锻炼，保持良好的身材和体重，注意加强腰部和足部的锻炼，比如骑自行车、慢跑等。多吃对身体健康有益的食物，如新鲜蔬菜和水果，尤其是"食补壮阳"的韭菜、白瓜子、海产品等。在日常生活中要保持性格开朗、心胸开阔，并保持一定的幽默感，而不要精神抑郁，封闭自己。总之，要让自己建立起更多的自信心，并且能够感受到生活的乐趣。

（4）调整自己的性生活方式，发挥中年人特有的"性优势"。中年以后的夫妻性生活次数必然要进行相应的调整，不要与自己年轻时候的性交频度攀比，不要在性生活数量上斤斤计较，而应该更看重质量。"小别胜新婚"就说明了一次高质量的性生活对夫妻双方的感受有多么重要。调整后的性生活次数可能要少些，但只要夫妻能够同时获得身心上的满足，哪怕性生活次数再少，仍然可以感受到情感和身体上的巨大满足。其次，中年男人性兴奋的节奏和性交速度逐渐减慢了，达到高潮的时间也延长了，这种变化从表面上看似性能力降低，实际上却使得男人与妻子的性兴奋过程更加接近了，容易使夫妻性感受同步化，能同时达到性高潮，从而让夫妻双方获得更为满意的性生活。

（5）懂得病与非病的界限。如果性功能出现不佳的状况，夫妻之间要多交流。如觉得有必要，可短期在医生指导下用一些保健品等。在经过一段时间的家庭内自我调整，但感觉无效时，可找专业医生咨询和接受必要的检查，最好夫妻一起去医院看医生。通常地讲，绝大多数求治性功能障碍的中年男性并没有明显的器质性疾病，性功能下降多在情理之中，并不属于勃起功能障碍的范畴，只要进行必要的调整就完全可以走出疾病阴影。所以，一定要分清是疾病还是正常生理功能衰退，不要盲目与自己年轻时的性能力或商业炒作中的"猛男"相比，那样会造成巨大的紧张焦虑，甚至会不惜花费大量金钱求治，其结果往往不佳。如果的确有性功能障碍，并非偶然出现，应该到正规大医院泌尿外科或男科做个检查，看到底是不是真的患了勃起功能障碍等疾病。即便真的患了性功能障碍，通过规范的治疗，也能获得理想的治疗效果。

19. 结婚多年后对性生活的要求不再那么强烈了，怎么办

绝大多数的夫妻，在经过了多年的共同生活后，夫妻关系逐渐趋于稳定成熟，也会变得平淡了，一些男人因此而对性的要求不再像相当年那样强烈了。一位中年男人在接受医生诊治过程中讲述了自己的苦恼和无奈。"我结婚已经多年了，孩子也 14 岁了。记得刚结婚那时，性生活总是充满了乐趣，自己每次也是热情高涨，每一次性生活也都有强烈的高潮，每次性生活都能让自己得到极大的满足。但近一两年来，这一切似乎变了。我感觉自己对性生活的要求不再那么强烈了，一说起这方面的事也不再有热情了。很多时候只是为了应付老婆，而且射精时已没什么感觉。每天让我最头痛的事情是如何来对付老婆的激情。我选择了"逃避"妻子的"控制"。最初，我往往将家里的活动安排的满满的，让老婆没有时间考虑性生活问题；但这一招没有维持多久就不灵验了，我选择了晚归，让老婆等到不耐烦而独自睡去后再回家；这个办法也让老婆识破了，现在我吓得不敢回家住，借口在单位值班，并频繁出差，但老婆还是会经常地到单位找我，让我很没有面子。我本人也很想改变这种状况，重新找回当年的那种状态。我应该怎么办呢？"

长久以来，人们对男子的性能力就充满了无限的崇拜和各种各样的遐想，性能力成了衡量男子特征的一个重要标准。每一个男子无不渴望自己的性能力能够更加强健、衰减速度能够变慢。随着年龄的增加，中老年男性必然要出现不同程度的性能力逐渐减退，主要表现为性欲低下、阴茎勃起不坚挺、射精无力（每次射精都好像是流出来的一样）、精液量少、缺乏快感等，这是不以人的意志为转移的自然的发展规律。

中年男人一旦出现性功能减退，首先要对这种情况有一个客观公正的认识，

要了解年龄的增加必然伴随着人体各种生理功能的降低，当然也包括男人的性功能，这是自然现象，任何人也难以抗拒。同时要积极主动地寻求年龄因素以外的问题，从而加以克服，可以让性功能减低的速度减慢，让中年男人仍然可以保持相当程度的性能力。

已婚多年的男子出现继发性的性功能改变，要从器质性和心因性两方面寻找原因。器质性因素包括影响性生活的全身性疾病、生殖器官疾病、神经系统疾病、阴茎血管系统的完整性、内分泌激素紊乱等，需要由专科医生帮助诊治。但是，男子的性能力不单纯是生物学问题，而且有着复杂而深刻的社会文化内涵。对于一个没有明显原因而渐进性出现的性功能改变，还是要自己多从日常生活的点点滴滴中寻找原因，绝大多数原因是可以自我解决的。

（1）看看你的情绪和生理状况：无论男性还是女性，在极度悲伤、忧愁、恐惧、消沉、存在种种心理障碍等恶劣情绪状态下，在体力极度虚弱、过度疲乏或长期处在慢性疲劳状态、合并某些疾病等不良的生理状态下，性欲与性功能会受到明显的抑制或完全丧失。随着这些不利因素的消失，性能力一般会逐渐恢复，而且这种恢复将比不良因素的消退要缓慢一些。所以，无论是男性还是女性具有上述不利因素时，勉强进行性生活都会对男性性功能的正常发挥产生不良的影响，还容易产生性冷淡。同时，一段时间内出现的这种异常情况，可能对男性的心理产生不良的影响，有些人因此而出现持久性的性欲减退和性功能低下。

（2）是否有不利的营养状态与嗜好：协调的营养状态是性爱的物质基础。蛋白质、多种维生素、锌等重要微量元素的缺乏，可能引起男性的性欲望减退和性功能低下；相反，营养过剩造成的过度肥胖，可以引起内分泌功能的紊乱，对正常发挥男性的性能力也十分不利。此外，长期大量的吸烟嗜酒，可以明显影响阴茎的血流、阴茎的勃起和对射精的控制能力。

（3）工作和生活环境怎么样：人到中年肩负着单位和家庭的双重重任，而机体的功能又全面下降了，患病的机会也明显增多了，这些都不利于男人性能力的充分发挥；居住条件恶劣，居住面积小、几代人同居一室或同睡一床、通风差、不利的声光背景等均可引起大脑氧气供应不足、情绪不佳、心不在焉，使性欲降低、性功能低下。中年男人要注意养生和保健，在工作中做到劳逸结合，并对自己的生存环境加以改造，可望有一定效果。

（4）健康状况如何以及药物使用情况：身心健康是长期保持较高性欲水平和性能力的重要基础，全身各个器官和系统的疾病都可能不同程度地影响男性的性能力。例如内分泌系统的甲状腺功能低下、侏儒症，代谢系统的糖尿病、营养不良、贫血，长期慢性消耗性疾病的各种癌症、晚期结核、严重的心肝肾疾病，均可以不同程度地抑制性活动。只有在彻底治愈这些原发性疾病后，性功能才有可能逐渐恢复。此外，许多药物对男性的性能力有不利的影响，例如抗高血压药、抗精神病用药、抗生素、一些抗癌药等。

（5）培养良好的夫妻感情：人类的性欲多由爱情所引发，夫妻情感的好坏直接关系到性生活的质量，夫妻间的性和谐首先在于感情的和谐。如果你的性欲减退和性功能低下与夫妻感情破裂有关，最好的方法就是尽量弥补情感的危机。有时，夫妻间的表面平淡，但内心相互不信任、相互猜忌的貌合神离状态也可造成性不和谐。

（6）适当地使用一点性技巧：改变单一的性交方式和性交地点等，可以提高男人的性兴奋性，例如变换性交体位，让妻子做一回主动者；让妻子在性交过程中抬高男人的睾丸和阴囊，并向会阴部适当挤压，可以提高男人的性快感，促进射精和高潮的到来；还可以适当地借助一些性器具来增“性”，等。

（7）让妻子参与你的康复计划：许多男性为自己的性欲减退和性功能低下而深深地苦恼，觉得对不起妻子。一些人宁愿默默地忍受这种痛苦，也不愿意将问题提出来直接面对，更羞于对妻子谈起，这对于自己性能力的康复是十分不利的。实际上，配偶在男性的性康复过程中的作用也十分重要，应该邀请妻子共同参与性康复计划。

作为亲密性伙伴的妻子，要对丈夫多体贴、关怀、理解和宽容，切忌使用“没用、不行”等批评、埋怨的话语，而应该支持、鼓励患者积极就医，积极治

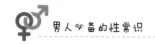
疗原发疾病。否则，会进一步加重心理负担，使患者丧失自信心，治疗变得困难，性能力也会进一步丧失。最终受害的将不仅是男性，还包括他的妻子。曾经有人提到，无论一个感情专一男子的性功能有多么强壮，一旦他遇到一个性冷淡的妻子，很快就会失去对性的兴趣，说的就是这个道理。

同时，妻子还应该注意自己的外部形象和文化修养，不断改善自己对丈夫的吸引力。处对象的时候，男人和女人都十分注重自己的外在形象，刻意地进行化装、打扮，精心地选择穿戴，目的是为了吸引对方，并展示自己最靓丽的一面。婚后漫长的共同生活，天天面对同一张面孔、同样的生活习惯、甚至连做爱的姿势都一成不变，使得妻子厌倦了对自身形象和文化修养的提高，而这正是和谐的夫妻性生活的巨大潜在危机，可以使得丈夫对性生活丧失兴趣而出现性欲减退、性功能低下，或对婚内的性生活厌倦而转向第三者。

20 老年人的性问题为什么这么重要

从人口统计学的角度出发，联合国规定 60 岁以上人口占总人口比例 7% 以上为老龄化社会。由于生活条件的改善和医疗水平的提高，人类的寿命已越来越长，人口中老年人的比例在上升，世界正在步入老龄化。我国的情况也是如此，我们国家已经进入老龄化社会。

老年人口的迅速增长，是刚刚过去的 20 世纪最重要的社会变化现象之一。环顾你的周围，就能看到许多活到 70 岁以上的老人，甚至活过百岁的老人。年龄的老化使更多的男人将有机会经历更年期阶段，会给他们的身体和生活带来诸多烦恼和不适，但它是人生旅途的必经之路。因此全社会应该给予老年男人更多的关怀，提高他们的生活质量，以便更好地发挥他们具有丰富的社会阅历和宝贵的工作经验的优势，让老年人充分发挥余热。

老龄人口的增加，使得老年性医学的研究也日益受到重视，也的确有不少的老年人仍然有性要求，"性"绝对不是年轻人的专利。老年伴侣之间的情爱和性爱是老年生活需求之一，消除一些旧的传统观念的不良影响，了解性生活的科学常识，是老年人获得健康性生活的首要条件。

21. 老年男人的性爱是对众多功能的锻炼

性学专家的研究结果表明，和谐美满的性生活可以让人获得激素的活跃分泌，让人心情激动、产生清新愉快的感觉而得到生活的欢乐，对人体的肌肤有保健作用，还容易促进睡眠，对老年夫妻的情感密切和身心健康都有重要作用，还可以使一些常见的老年性疾病的症状减轻或消失，如神经衰弱、皮肤病、腰酸背痛、消化不良、失眠等。老年人保持性爱的主要功用如下：

（1）对自信心的锻炼：能够驾驭性爱的男人，也更加容易增强驾驭其他复杂环境的自信心和能力，性爱的互动还可以让男人始终保持着敏锐的思维和头脑。

（2）对心脏功能的锻炼：性交相当于登上1层楼的体力支出，因此进行适度的性生活可以加强对心脏功能的锻炼和改善，使得老年男人发生心脏疾病的危险性降低，有益于老年男人的心脏健康。

（3）促进睡眠：性交后的夫妻双方，由于有较大的体力支出，疲倦之感油然而生，尤其是男人的困倦感觉更加明显，性交后男人总是首先进入到梦乡，这对于入睡困难的男人尤其难得。

（4）对全身骨骼肌肉的锻炼：性交是一种很好的锻炼形式，是一种全身性的运动，相当于跑步的体力付出，可以让老年男人的肢体不僵硬，活动更灵便。

（5）对皮肤的锻炼：性交时高潮的到来，可以让全身的皮肤黏膜燥热不已，皮肤温度的升高和皮肤血液循环的加快，是对皮肤内有害物质的最好的清洗和清洁，还可以赶跑皮肤内的一些让人老化的氧化因子等不利因素，此外，在性生活过程中的彼此拥抱、触摸和亲吻也可以刺激和活跃皮肤的代谢功能，让皮肤显得"年轻"和"娇嫩"。

（6）促进激素的分泌：激情到来的时刻，也是男人分泌雄激素活跃的时机之一，可以因此而进一步滋润老年男人逐渐疲倦衰老的身心。

22. 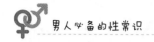男子从何时开始性衰老

衰老是一件让所有的人都不得不面对的痛苦而又无奈的事情，尤其是男人的性衰老问题，这是值得讨论的问题。衰老使老年男人的阴茎勃起需要较长的时间，并需要增加对生殖器的直接刺激量，60岁以后的男人阴茎勃起强度和射精量通常有不同程度的降低。但是，性能力的个体差异很大，有的50岁或60岁就完全停止性生活，而有的80岁还有很强的性的欲望和性的能力。

年龄老化所伴发的性欲和性功能减退已是公认的事实，老年人阴茎的敏感性下降，夜间自发性勃起减少，达到情欲高潮的能力逐渐下降，在30～39岁时可为82%，而90～99岁只有21%。勃起功能障碍（ED）则随着年龄的老化而增加。根据国内的调查结果显示，ED的患病率随着年龄的增高而增加，40～49岁为32.8%，50～59岁为36.4%，60～69岁为74.2%，70岁以上为86.3%。最近在Boston地区，一项大范围内的1700名中老年男性的调研报告指出，接近52%的正常40～70岁健康男子经历某种程度的ED，即长时间难以达到和维持足以完成性交的阴茎勃起硬度。

睾丸的功能对男人性功能衰退起着关键的作用。男人性老化的主要原因是由于睾丸出现退行性变化，随之引起脑、垂体、肾上腺和性功能也会发生变化。男人一般自50岁以后，随着年龄的增长，睾丸间质细胞可逐渐发生衰老及退行性

改变，使睾酮的分泌大量减少，睾丸的体积也相对减小，质地也变得软了许多，此时机体各组织器官逐渐老化，性功能也必然逐渐衰退；60岁以后睾丸缩小更加明显；70岁时已缩小到相当于12岁儿童的睾丸大小。

但是一定要认识到，老年男人在性观念、性兴趣和性能力方面存在着极大的个体差异，夫妻间要彼此理解。健康状况良好、"性"趣不减的男人，其性兴趣和性能力可以维持到70岁、80岁，甚至更老的年龄。由此可见，良好的身体素质和心理因素对维持良好的性功能是极为重要的。

23. 有"性"才叫完美：老年人"性"趣不减

随着社会的进步，在一定文化背景和经济条件下，人们对性生活的向往和追求提高了，在很大程度上改变了以往对性问题的回避和忌讳态度。许多患者因为性功能低下或性生活不和谐纷纷要求诊治，而勃起功能障碍是性功能异常中最常见的临床表现。

良好的身体素质与健壮的身体条件对维持男人的性功能是极为重要的。身体健康的老年男人，性兴趣依然不减，并且能够赢得妻子的密切配合，那么，男人的性功能应该可以维持到较高的年龄。有规律的性爱不但可以给来年男人带来欢娱，更有助于激发和加强免疫系统的功能，调整内分泌功能，还具有宁神镇痛、缓解头痛的作用。

在老年男人中广为流传着这样的一种对性的表白：年轻时，有贼心而没有贼胆；老年时贼心贼胆都有了，贼却没了。但事实证明，即使男人老了，"贼"仍然存在，而且老年人有做"贼"的资本。美国的一项调查结果表明，66～71岁的老年男性对性有兴趣的占90%；丹麦调查86～90岁的老年男性对性有兴趣的占51%；日本调查86～90岁的老年男性对性有兴趣的占92%。调查结果表明，多

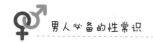

数国家的老年男性几乎完全保留了对性的兴趣。

　　既然老年男人有性的要求，就应该给他们以充分表现的机会。但值得注意的是，老年人的性功能减退是自然发展的必然趋势。你不可能要求 60 岁的男人会具有 30 岁男人的能力。但是年龄的增加并不能让老年人的性欲望、性唤起和性反应完全消失，甚至部分老年男人对性的欲望和要求可能会更加强烈。他们渴望能够用"实际行动"来回味已经丧失了的部分能力，包括性能力，重温旧日的温情。但是，如果这些男人希望自己的性能力始终保持高水平，或者希望通过医生的帮助而达到青年人的水平，都是不现实的（图 9）。

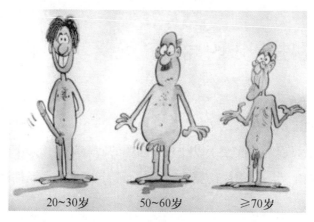

20~30岁　　　50~60岁　　　≥70岁

图 9　不可能让老年人的阴茎达到超越自我年龄的程度

24 老年男人的"性"趣是如何建立的

　　在现代社会里，人们对老年人的性生活态度在发生着变化，逐渐地实现着由不接受、不理解到接受和理解的转变。实际上，老年人尽管存在着自然的性能力下降的必然趋势，但是人的性欲望和性功能强弱存在着明显的个体差异，大部分老年人仍然有不同程度的性欲和性功能，这是有着深厚的生理依据、广阔的文化背景和充分的经济基础的：

（1）性激素水平存在差异：尽管老年男人的雄性激素水平随着年龄的增加而逐渐降低，但却存在着明显的个体差异，有些老年男人的雄激素仍然可以维持在较高的水平。况且，性激素水平不是体现性能力的唯一因素。

（2）对精神生活追求的愿望：在满足了物质上的需求后，人们更加追求情感享受，尤其是性方面的享受，老年人也不例外。此外，全社会对老年人的性生活也不再持有保守的态度。

（3）家庭观念的转变：现代家庭生活的巨大变化，使得家庭已经不是以父子而轴心，而是以夫妻为轴心，这使得夫妻间的接触和独处机会增加了，也使得老年人更加重视夫妻关系。此外，子女的独立和离家所造成的老年人强烈的情感失落，也需要另外一种感情来填补孤独和彷徨。

（4）生活环境和生活条件的改善：由于物质和生活水平的提高，为老年人进行性生活提供了一定的经济基础，例如住房条件的改善，使得人们再也不用面对"四（三）室同堂"的局面，甚至连两代人也分开居住，这就让老年夫妻有了独处的机会和条件，性生活有了安全的空间保障。

25. 老年人的性生活有哪些特点

老年男人的性问题非常带有普遍性，年龄的增长和全身各个组织脏器功能的减退必然也要反映在性能力上面。老年男人的全面生理衰退，导致性敏感区的敏感性降低，引起性兴奋所需要的感觉刺激域值也会增高，导致老年男人的性反应速度减慢，强度降低。只有勇敢地面对这些转变，并主动地按照老年人的特点和规律去从事夫妻间的性活动，才能够使得老年的生活愉快和身体健康。

（1）性功能随年龄的增加呈减弱的趋势，但健康状况良好的男人，仍能保证性生活的和谐。要保持性健康，就必须保持经常有性行为，一有强烈的性欲望，立即使付之于行动。与青年人的区别仅在于阴茎勃起较缓慢，性生活的幅度、频

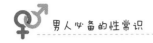

度的不断减小，精液量减少，不一定要有性高潮，射精力量大大减弱，且不一定要射精，不一定要有配偶（"自慰"亦可），也不一定要在卧房床上。老年人的性生活频度和时间需要根据自身的身体健康状况和情趣，顺其自然，每月维持 1~2 次性生活，或者至少应该每 2 月维持 1 次性生活是可以达到的。坚持不断，持之以恒是很重要的，否则"性情绪"和"性趣"也会随之逸去。

（2）爱抚和依恋在性生活中的作用更加重要。性爱的表现形式绝对不仅仅是性交，有些老年人更愿意满足思想上的交合，这也是点燃激情和维持婚姻的重要方式，而亢奋的激情性接触往往会随着岁月的流逝而逐渐淡漠。幻想、调情、幽默、调侃、挑逗、温柔的凝视等多种形式的感受和情感表现可以密切夫妻感情，形态上的相互吸引、心理上的相互依存、感情上的相互补充都是一种爱的表达，是性生活的重要部分。

（3）随着年龄的增大，夫妻双方的生理上都会发生一些改变，增加了性生活的难度。老年男性多因年龄的增大，机体功能趋于衰退，使作为性功能驱动因素的雄激素水平进行性下降，从而导致勃起功能发生障碍。老年女性也会因雌激素分泌降低导致阴道分泌物减少，使阴道干涩。因此，要进行必要的治疗，改善这种状况。老年男人可在专科医生的指导下，通过适当补充雄激素达到改善性欲望、增进性功能的效果。对于性功能明显减退的老年男性，只要您还有性的要求，现代的医学技术就可以通过多种方法，例如补充适量的雄激素制剂，并适当配合一些具有"立竿见影"效果的药物，如"万艾可"，或局部应用血管活性药物来恢复您的性生活，或提高性生活质量；老年女性可以在专科医生的指导下适当应用小量的雌激素来改善性欲望，保持一定水平的雌激素还可以增加阴道内的抗感染能力。在性生活时局部应用一些润滑剂也能改善阴道环境，使性生活更加和谐。在治疗老年性功能障碍的过程中，还要把握老年人多伴发躯体疾病的特点，对于那些不适合全身用药的患者，宜采用局部用药的方法，不可选用对心血管系统和身体其他脏器有明显影响的药物。无论老年夫妻为了改善性能力需要使用何种药物，都应该征得专业医生的指导，并遵循个体化的用药原则，尤其要注意防止药物的副作用，千万不要因为对性的勉力强求而不顾身体的健康。

（4）选择"补药"要慎重。有时，男人为了讨好女人而选择应用壮阳药时，男人对性的渴望可能因此而改变了原有的味道，并可能逐渐演变成对性的恐惧而走入误区，性欲较强的女人也可能强化男人的性误区。值得注意的是，老年朋友必须正确认识自己的现实状态，不要悲观丧气，不要自怨自艾，更不要迷信和盲目服用壮阳药。虽然广告的壮阳药都具有奇特的功效，但无一能达到医学临床效果，有些药物还含有激素成分。这些药物只能起到保健的作用。而且每种药物都有一定的适应证，适应证的范围应由专科医生来界定。

（5）老年男人的性生活应该有节制。老年人的性生活偏重感情需要，是点缀晚年生活的色彩，而不是生活的主旋律，切莫本末倒置，因为过度的性生活也是一种伤害，而应该适当地延长性交的间隔时间。

（6）老年男人不妨尝试进行适度的手淫。对于那些老年丧偶、配偶患病等失去性生活机会的男人，已经部分健康状态不佳（体弱多病）但没有丧失性欲望和性能力的男人，可以采用手淫方法作为对性生活的补充手段，维持局部的血液循环，并因此而保持性活力、维持性功能、释放性紧张、缓解性器官和性心理的衰老过程。

（7）老年男人性心理状况十分重要，保持健全的心理有助于充分发挥性功能，而异常的性心理因素可能影响性功能的发挥，并容易导致性功能障碍。

总之，老年男人仍然可以有性要求和满足性要求的能力，但其性生活具有自己的特点，应该有节制，性生活是点缀晚年生活的色彩，而不是生活的主旋律。对于性功能明显减退的老年男人，只要有性的要求，可以通过多种方法来恢复性生活或提高性生活质量。此外，爱抚和依恋在性生活中的作用更加重要，是性生活的重要组成部分。

26. 中老年男子射精"费时"不应该疏忽

绝大多数男人可能都会对自己的性生活时间不够"长"（射精过快或早泄）

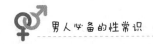

而苦恼，能挺久一会儿是他们梦寐以求的目标；并因为自己的性生活时间"长"而沾沾自喜，觉得自己有耐力、有"挺"头，还会用挺起的时间长短来做自我比较，或者与同龄人比较。

但是，对于一部分男人（年轻人中也可能存在，只不过相对较少罢了），尤其是中老年男人，并不能一概而论，因为阴茎勃起太久而没有射精并消退，不但会令你享受不到性的欢愉，还会令你觉得痛苦不堪和万分地丧气，这意味着男人丧失了对整个性生活过程的主动控制能力，由主动转为被动，迟迟地难以等到激情爆发的高潮时分，往往直到双方都筋疲力尽还没有射精的意思，并经常因此而招致配偶的反感。性交中长时间抽插而难以射精，在医学上称之为射精延迟或射精迟缓，一般以持续性交超过1个小时或以上，高潮（射精）仍然没有出现或姗姗来迟，这与阴茎的异常勃起又明显不同了，后者是指无论是否射精，阴茎都保持勃起状态。

经常遇到中老年男人告诉我，常感觉阴茎不能够长时间保持坚硬，有时在性交未完成前（未射精前）就软了下来，尽管自己也希望能够快一些射出精液，而结束这种没完没了的"战争"，但是阴茎就是不争气，并希望能够获得医疗帮助来解决自己的射精困难问题。

要知道，老龄化可以使男人的体力和精力下降，全身各个组织器官的功能状态低下，包括男人的性器官萎缩和雄激素分泌降低。因此，性功能随年龄的增加呈减弱的趋势，老年男子感觉阴茎不能保持坚硬且反应不再灵敏，感觉和接受性刺激的能力也有所降低，有时在未射精前出现疲软的现象是可以理解的，并因此而增加了性生活的难度。

此外，中老年人的饮食和性心理因素也不能不重视。酗酒可以抑制射精的神经反射，并让男人的勃起强度减弱；心理压力和精神负担可以让男人不能充分享受性爱，或因希望多维持一点时间而艰难地与射精抗争，因而也就不容易感受并达到需要射精的强烈刺激；某些药物，例如抗抑郁药物、抗生素等也会阻碍射精；疾病状态，例如糖尿病、腹部手术等也可以造成射精延迟。

由于情绪不佳而偶尔出现射精延迟并不值得紧张焦虑，适当调整就可以迅速恢复。如果连续多次，并且在相当长一段时间内始终出现射精延迟就应该给以重视了。可以首先自我寻找造成射精延迟的原因并加以控制，例如性生活前不要酗酒，并可以适当地配合性幻想来加强性感受（图10），适当地调整性交方式也可以尝试等。必要时可以求得性医学专家的咨询和必要的专科诊治。

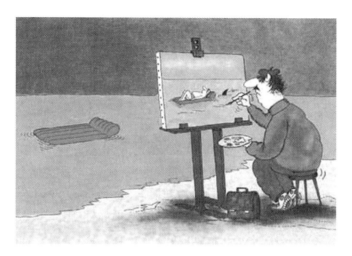

图10 适当发挥一点想象力

27. 老年人在什么情况下不适宜过性生活

尽管我们鼓励老年人进行性生活，健康、和谐的性生活不仅能给老年人带来身心的愉悦，更是老年人身体健康和生活质量的重要标志，但这并不表明所有的老年人都适宜过性生活，也不表明老年人在任何情况下都可以进行性生活。老年人应充分关注自我，保健自我，让晚年生活丰富多彩。在下列几种情况下，老年男人不应该进行性生活：

（1）刚洗完热水澡、长途旅行归来、过度疲劳、高度兴奋及过度悲伤等情况均不宜过性生活；没有进行局部的清洁卫生也不要同房；酗酒后不要同房。

（2）多种疾病急性期、重病期的患者，以及患有性传播疾病的夫妻不宜过性生活。例如感冒发热、心肌梗死的发作期、淋病等。

（3）高血压患者出现头痛、头昏，低压在 120 毫米汞柱以上时，不宜过性生活。

（4）患有某些疾病后，应该明确身体是否能够 " 承受 " 性生活的负担，并应在专科医生指导下进行性生活，如心脏病康复后。

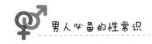

28. 老年人性功能亢奋是好现象吗

随着年龄的增加，中老年男人的性能力逐渐减退，这是不以人的意志为转移的自然规律。然而，偏偏有不遵守这个规律的，个别老年男人的性功能不但不降低，反倒有亢奋的，并在许多方面改变了他们的平静生活。老年男人的性功能亢进是好还是坏？众说纷纭。

老年男人的性功能亢奋可以区分为两种，一种是性功能增强的同时伴有性欲增强，并表现为性交的频繁，可能是由于身体健康状况良好、性能力维持的较好等因素有关，也可能是雄性激素水平增加所致，多数属于功能性或良性改变，一般对身体没有明显的危害；另外一种则是因为疾病等因素造成的阴茎勃起频繁而坚硬，但基本不伴有性欲望和性能力的增强，多属于器质性因素，例如白血病、镰状红细胞性贫血、泌尿生殖系统肿瘤或转移肿瘤等，某些药物也可以引起，需要引起足够的重视，并尽早就医。

一位老年男人因为这种现象，写来咨询信询问："我今年 55 岁了，近几年来我的性功能非但没有衰退，反而越来越强盛，每次醒来，常会发现阴茎勃起。由于我与爱人每 1~2 个月才过一次性生活，我的性欲却越来越亢进，老伴也频繁地向我提出了"抗议"和担心，我也担心这是不是某种病态反应？"

男人的性衰老从何时开始是具有较大的个体差异的，有的男人 50 岁就完全停止性生活，而有的男人 80 岁还有很强的性欲望和性功能。如果一个人有较好的健康状况，性兴趣依然不减，并且还有一个性兴趣浓厚的配偶的话，那么可以肯定其性兴趣和性能力确实能够维持到更久远的年龄。所以，这个老年男人不应该为自己的性功能强盛而担心，反倒是应该庆幸的事情，有规律的夫妻性生活，可以帮助保持良好的身体健康状态和性功能，但必须提醒注意的是：要注意必要的性保健，并注意掌握老年人性生活的特点，尤其是对于妻子（年龄可能也不小了）的必要关爱，适当的协调夫妻间的性交频度、性生活时选择合适的润滑剂、增加多种新形式的性爱方式等都是爱的表达方式，也可以宣泄性能力，并有助于缓解妻子的"抗议"。

一个来诊的男人的情况却有明显的不同。某日，诊室里来了一位咨询的男士，向医生讲述了自己的疑惑："我今年 52 岁，一般身体状况良好。近两年来，我在勃起方面发生了问题。症状为：在进行性交时无法充分勃起，或勃起无力且短暂。我与太太关系正常，心理上也没有什么障碍，偶尔也能进行正常性交。听医生说高血压以及降血压药物可以引起阳痿，我一直没有完全将血压控制下来，降血压药物只服用医生推荐的半量，平时会常有一定程度的头晕、头痛等症状，所以在不久前我调换了降血压药物，这次将血压控制得很好，有时还会比正常人要稍微偏低一些。但近几周来有一异常现象，经常在晚间入睡时，就会产生长久强硬的勃起，每次均会因为阴茎勃起而醒来。太太也证实这一现象。但这些勃起并无任何性欲感觉，而白天则从无勃起发生。请问医生此现象的起因是什么，是否是正常或患疾病？有何诊治方法？"

经过检查，没有发现这位男士有明显的异常，推测是降血压药物应用剂量的突然增加后由于血压的快速降低所引起。经过一段时间的调整后，该男士没有再次出现过类似现象。

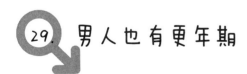

29. 男人也有更年期

谈论起更年期，人们自然而然地会联想到女性，这也是历史的原因造成的，

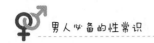

毕竟人们已经认识并深入研究女性更年期许久了，但却忽视了男人也有更年期。成年男人随着年龄的增加，睾丸分泌的雄激素进行性下降，并可以出现性功能衰退等一系列相应的临床症状，这一现象被称为男性更年期综合征、绝雄期、绝茎、男性活力终止和老年男性雄激素部分缺乏。从生物学和临床角度讲，男性更年期的叫法是不正确也不恰当的，但是它表达了一种与显著的激素水平改变相关的身心变化。可见，男人的老年阶段也是多事之秋。

长久以来，男人的更年期没有引起公众的注意，其原因可能是由于男人勉强或甚至于不愿意接受中年以后所经历的活力特性下降的这个残酷现实，而且男性更年期的临床表现比较微妙，是一种缓慢渐进性过程，有非常大的个体差异，使得人们容易忽视它，认为是老龄化的必然结果。况且，也并不是所有的老年男人一定要出现明显的更年期表现。事实上，有更年期症状的老年男人仅占约1/3。

男人的40～50岁是一个重要的人生转折点，也是更年期的开始阶段。此时的人生旅途已经过半，很容易产生生命苦短、来日无多的感慨，并特别容易出现抑郁和绝望等情绪，许多疾病的初始症状也会逐渐地显露出来。男人的这种情况多数没有给予任何治疗，直到男性的配偶或其性伴侣将这方面的问题反映给医生。对于这些男性，这种意料外的生理和心理变化可以引起过分关注及忧虑，甚至可以成为诱发危机的原因，这些问题可以产生一个极强大的焦灼和怀疑等复杂感情，处理不当可能让男人难以从更年期的危机中挣扎出来，并会导致严重的后果。

30 男性更年期的主要表现有哪些？如何自我判定

男性更年期的临床症状复杂多样，往往不具有特征性，在分析具体的症状时要详细、全面，主要的临床症状包括如下五个方面进行综合判定：①神经和血管舒缩症状：潮热、多汗、心悸和神经质；②情绪和认知功能障碍：焦虑、自我感觉不佳、缺乏生活动力、脑力下降、近期记忆力减退、抑郁、缺乏自信心和无原因的恐惧等；③生理体能症状：失眠或嗜睡，食欲缺乏，便秘，皮肤萎缩，骨骼和关节疼痛等；④男性化减退症状：体能和精力下降、肌量和肌力下降、性毛脱落和腹型肥胖等；⑤性功能减退症状：性欲减退、晨间阴茎自主勃起明显减少或消失、性活动减少、性欲高潮质量下降、射精无力、精液减少和阳痿等。

对男性更年期的诊断和疗效判定存在很多的标准，不同国家地区以及不同的学者可能都有自己的研究与应用标准，使得很多研究结果没有办法进行统一的分析总结，而对症状进行客观的评分系统是一项很实用的临床与实验研究工具，可以了解并量化患者的临床症状以及对治疗效果的评估，客观准确地反映临床症状的严重程度和治疗效果。

近年来出现了一些男性更年期临床症状量表，在临床应用中获得了良好的结果，但是这些评分系统和分析结果彼此之间存在一定的差异，可能分别适用于不同的研究目的，并且可能存在不同种族、文化背景的影响作用。

Morley 教授推荐了一种很经济、方便的男性更年期量表。问卷的 10 个问题是甄别睾酮缺乏非常有效的工具，可以帮助我们初步判定男性更年期的诊断。

（1）是否有性欲降低？

（2）是否觉得精力不济？

（3）体力和耐力是否减退？

（4）体重是否减轻？

（5）生活乐趣是否减少了？

（6）是否垂头丧气或脾气暴躁？

（7）勃起能力是否降低？

（8）近期体育活动是否减少？

（9）是否一吃完晚饭就想睡觉？

（10）工作表现是否退步？

如果你对第一和第七个问题回答"是"，或者对任何其他三个问题回答"是"，那么受试者即被认为可能存在男性更年期。由于不能反映患者症状的严重

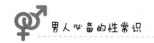 男人必备的性常识

程度，这个问卷在临床诊断和疗效判断应用中有一定的局限性，可以用作男性更年期诊断的初筛。

伊斯坦布尔心理系使用自我评分相对量化有关症状，总分达到一定界限值者有男性更年期的可能性，具有科学、客观并能够充分反映患者的疾病的严重程度。见下表。

表　男性更年期症状评分表

症状		总是（3分）	经常（2分）	有时（1分）	没有（0分）	总分
体能症状	全身无力					
	失眠					
	食欲缺乏					
	骨和关节痛					
血管舒缩症状	潮热					
	阵汗					
	心悸					
	健忘					
精神心理症状	注意力不集中					
	恐惧感					
	烦躁易怒					
	对以前有兴趣事物失去兴趣					
性功能减退症状	对性生活失去兴趣					
	对有性感的事物无动于衷					
	晨间阴茎自发勃起消失					
	性交不成功					
	性交时不能勃起					

备注：如果体能症状加上血管舒缩症状的总分≥5，或精神心理症状总分≥4，或性功能减退症状总分≥8，则可能存在男性更年期。

152

　　德国柏林流行病学与卫生研究中心的 Heinemann 等提出了一个比较客观的老年男性症状（AMS）问卷表，包括 17 个问题，总积分系统的反复检验呈现高度的可信性，相关系数达到 0.93，可能更科学、客观，并方便患者的回答和填写，适合于不同文化背景和不同语种的人群使用，包括讲德语和英语的国家，目前正在使用它的佛兰芒语和芬兰语版本。

　　（1）一般健康的感觉下降；

　　（2）肌肉关节疼痛；

　　（3）多汗；

　　（4）睡眠不好；

　　（5）嗜睡并经常感觉疲乏；

　　（6）容易发脾气，易怒；

　　（7）精神紧张、坐立不安；

　　（8）焦虑、惊恐；

　　（9）体力衰竭、缺乏活力；

　　（10）肌力下降、感觉虚弱；

　　（11）情绪压抑、抑郁；

　　（12）感觉不在正常状态；

　　（13）感觉筋疲力尽、处在最差状态；

　　（14）胡须生长减慢；

　　（15）性能力与性生活频度下降；

　　（16）晨起阴茎自主勃起次数减少；

　　（17）性欲望下降。

　　对上面的 17 个问题逐一回答，每一个问题按照症状的严重程度划分为：没有、轻微、中等、严重、特别严重五个级别，分别记分 1、2、3、4、5。总分越高，病情越严重。推荐积分在 17～26 的为基本正常；27～36 为轻度异常；37～49

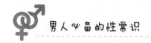
为中度异常；50 分以上为严重异常。

31. 制服男性更年期的法宝

　　任何人都希望自己能够年轻和生命力旺盛，觉察到自己进入"暮年"之后的焦虑和失落心情就再自然不过了。老年男人最担心自己的生命活力的消失，并因此而"雄风不再"，因此而千方百计地试图挽回男人的"雄风"。科学发展到了今天，现代的医疗水平和对男性更年期综合征的认识，使我们可以提供一种综合治疗方案为男性更年期综合征患者服务，使其晚年生活不至于遭受更多的痛苦，并帮助老年男性将男性更年期这一生命乐章弹奏得更加美丽动人。

　　对于部分中老年男性，可能存在部分雄激素水平缺乏症，检测有生物活性的睾酮水平低下，并具有雄激素水平低下的临床表现。雄激素水平低下导致了精液量生成减少，严重者可以有"无可射之精"或不射精的情况，常同时合并射精无力、性生活无快感等。此时，适当进行睾酮补充治疗是必要的有效措施，可能对中老年男子具有许多益处，远不止对性欲及性功能的改善，还可以恢复健康的感觉、体能和精力的改善、延迟男性痴呆的发生、改善老年男性的认知功能、预防骨质疏松并增加骨密度、减少心血管疾病的发生、维持男性化特征、减少皮下脂肪和内脏脂肪并增加肌肉量、改善大脑敏度、恢复正常的激素水平。

　　目前的治疗选择包括口服片剂和胶囊、长效和短效针剂、可埋植的长效缓释胶囊、经皮吸收的斑片。多数睾酮的口服制剂，例如甲睾酮需要迅速经肝脏代谢，因而不太可能建立满意的血清雄激素水平。十一酸睾酮口服剂（商品名：安特尔胶囊）在世界上广泛应用，口服后经过淋巴系统进入血液循环，因而不经肝脏代谢，可以有效稳定地维持血清睾酮的生理水平。在长期的睾酮替代治疗时，可能发生一些不良反应，包括肝功能损害、脂质代谢紊乱、水钠潴留、前列腺增生和前列腺癌等问题，但由于长期睾酮替代治疗的观察报道仍较少，一些研究结果还不能认为是最后的结论。

由于男性更年期的病因可能是多方面的。因此，单一的治疗和调整并不会获得太显著的效果，而应该采取综合的方法。例如，养成良好的饮食和生活习惯、坚持适度的体育锻炼、保持开朗的心理素质、祖国医学的食补、补肾和养生之道都可以帮助中老年男人强劲体质、延缓性功能的减退。

32. 男性更年期的保健

随着人均寿命的延长，涉及老年期的生活状况，以及老年男性疾病的诊断治疗问题都越来越受到关注。老年男性伴随着雄激素水平的降低而出现一系列的衰退，表现为肌肉体积和强度的减退、阴毛和体毛生长的减退、性欲性功能的减退，但存在着很大的个体差异。这些体能改变能否采用雄激素进行替代治疗、如何延缓男性的衰老以及老年男性的保健等问题，越来越受到医学界的重视。值得注意的是，老年男人出现更年期症状，也可能是器质性疾病的表现，只有排除器质性疾病后，才能考虑按更年期的保健措施治疗，以免延误诊治。

老年男性更年期的症状可能是由于心理、生理和社会因素共同造成的。所以，男性更年期的治疗和保健问题在于对老年男人的心理、生理和社会因素全方位的关注和调整。

（1）心理调整：学会自我控制情绪，保持精神愉快，减少精神创伤。将心胸放宽广一些，受挫折时不要忧心忡忡，荣誉面前也不要得意忘形。必要时，可以接受心理医生或精神医生的调试和治疗。

（2）生理调整：雄激素制剂替代治疗用于雄激素明显低下的老年男性，可以增进性欲和性功能，改善精神活力，还有许多其他的益处，可见雄激素制剂治疗是有效的，但要注意其应用禁忌证，如具有明显排尿困难的前列腺增生者、（亚临床型）前列腺癌、夜间呼吸暂停综合征者、男性乳腺癌等。

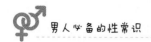

（3）创造良好的社会环境：亲属关怀可以减少老年男人的孤独感，同事的敬重可以让老年男人减少失落感，医务人员的健康忠告和生活制度、生活方式的调整胜过良药。

（4）生活制度的调整：自我控制饮食以控制体重的增长，多食清淡食物，荤素适度，餐量合适，可少量饮用红酒，但要戒烟。

（5）积极参加体育锻炼：生命在于运动，运动不但可减肥和提高食欲，并对预防心血管疾病，振奋精神有好处。劳逸结合，自我调整运动量与工作量。运动项目因人而异，可以进行练太极拳、慢跑、散步、外出旅游等。选择适合老年人的运动项目和合适的运动量非常重要，一些过于激烈和消耗体力的运动尽量回避，选择慢跑也不可过度。

（6）会阴区的卫生保健十分重要：老年人的皮肤防御能力减退，要经常进行清晰以保持清洁卫生，可以减少感染性疾病和其他皮肤疾病的发生。老年男人可以在睡前用温热水清洗下身，并配合热毛巾摩擦会阴区，可以促进血液循环，具有催眠作用，能健身防病，如有益于痔疮的康复等，还可以延缓性功能的减退。

33. 老年男人性功能减退的常见原因有哪些

年龄增长现象当然会给老年人的性功能带来影响。但年龄只是原因之一，老年男人的性功能还可受到众多的因素所影响。

（1）老年人的各种疾病的发病率均较高，接受各种药物治疗的机会也多，为此不能不注意药物对性功能的影响。特别是糖尿病、脑中风、心血管病变等躯体疾患，以及风湿病等关节变形疾患，都有性生活不便的情况，还有癌症等疾病在手术后引起的性功能障碍，等等，这些躯体原因造成的性功能障碍也多见于老年人。

（2）心理和社会因素对老年男人的性功能具有明显的影响。老年男人可由于配偶死亡、妻子性功能丧失以及经常不过性生活，容易导致继发的失用性性功能低下。另外，有人一进入老年期，就变得顽固、啰唆、吝啬，出现以自我为中心的性格变化，表现出男性更年期症状，这样的男人当然难于维持正常的性关系，性功能也会因此而发生障碍。

（3）不同程度的精神障碍在老年男性中表现十分突出。轻度精神障碍所致的性功能障碍，常因精神障碍原因不明而容易被忽视。最常见的是忧郁症，因忧郁所致的性功能障碍（性欲障碍和性过程障碍）非常多，尤其是在配偶年轻，或配偶性行为活跃等特殊情况下更为常见。

第五章
生活中的点滴关怀
让男人更"性"福

1. 男人健康自己诊断：国际男性健康的十大"金标准"

男人最关心自己的性健康，但是作为一个完整的有机整体，全身的一般健康情况处于良好状态是男人正常发挥性能力、行使性功能的重要前提和基础。然而人们对于自己身体的健康标准往往没有一个明确的标准，也不知道应该如何判断。每一个男人对健康问题都可能有自己的认识和理解，绝大多数生活在现实社会中的男人们往往认为自己没有患任何疾病就是健康的。实际上，这种观点是有明显偏颇的。男人的健康不仅反映在具有强健的性能力和无任何疾病的生理健康，还包括在心理上和社会行为上与周围环境的协调一致。

世界卫生组织明确地提出了健康的新概念，男人应该在精神上、肉体上和社会交往上保持健康状态，并明确地规定了衡量男人健康的十大准则：

①精力充沛，能够从容不迫地担负日常生活和繁重的工作，且不感觉到过分的紧张与疲劳；

②处事乐观，态度积极，乐于承担责任，不挑剔；

③善于休息，睡眠良好；

④应变能力强，能够适应外界环境的各种变化；

⑤能够抵抗一般性的感冒和传染病；

⑥体重适当，身材匀称，站立时的头、肩和臀的位置协调；

⑦眼睑不易发炎，眼睛明亮，反应敏捷；

⑧牙龈清洁、无龋齿、不疼痛，牙龈颜色正常、不出血；

⑨头发有光泽，无头屑；

⑩肌肉丰满，皮肤有弹性。

按照这个标准来自我判断一下，男人：你健康吗？

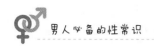

2. 强健的性能力与滋补保健品

男子的性能力不单纯是生物学问题，而且有着复杂而深刻的社会文化内涵。长久以来，人们对男子的强劲性能力就充满了无限的崇拜和各种各样的遐想，性能力成了衡量男子特征的一个重要标准。每一个性功能障碍的男子无不渴望性能力的康复，正常的男子也希望自己的性能力能够更加强健、性能力的衰减速度能够变慢。

然而，自然的发展规律是不以人的意志为转移的。随着年龄的增加，中老年男性必然要出现不同程度的性能力逐渐减退。在40~70岁年龄段中，51%的男子患有不同程度的勃起功能障碍，俗称阳痿，简称ED。ED不仅常见于中老年男性，而且在青壮年人群中也频有发生，直接影响男子汉的自尊心、夫妻感情及家庭稳定，成了成年男子的难言之隐，渴求通过药物来改善性能力也就在情理之中了。随着生活水平的不断提高，人们已经不再仅仅满足解决温饱的问题了，提高和改善生活质量，包括性能力的改善，成为多数成年男子的迫切需求。与强大的社会需求相呼应的是短时期内出现了滋补壮阳类保健品市场的极大繁荣。

目前，市场上壮阳类保健品泛滥，且过度地夸大其功能和疗效，但往往无一能够达到满意的治疗效果，而只能起到保健的作用。有许多壮阳保健品药物还含有不同含量的化学合成药物的成分，给服用者造成了一些不良的影响，有些药物对人体甚至是有害而无益的。已经有报道，一些壮阳保健品内含有西地那非（俗称"伟哥"，商品名"万艾可"）成分，这即不利于我们准确判断万艾可的治疗量，也难以估计保健品内的其他成分是否会对万艾可产生不良的相互作用。而许多壮阳保健品中还可能含有不同含量的雄激素类成分，服用后可以抑制人体内源性雄激素的正常合成与分泌，造成内分泌功能紊乱；长期服用这类保健品，尤其是对于合并前列腺疾病的中老年男子有较大的危害，可以加重病情。况且，并不是雄激素水平越高，男子的性能力越强健。

解除思想压力，了解 ED 的原因，掌握科学的性知识，走出性知识贫乏的误区，树立正确、健康的性观念，并积极地进行全身及局部肌肉训练，是性保健及改善性能力的重要手段，这往往比任何滋补壮阳药物都有效果。所以，不要迷信和盲目地服用各种壮阳保健品。

值得一提的是，一些男子可能合并一些影响性能力的疾病，如高血压、冠心病、动脉硬化、糖尿病、精神神经系统疾病等，而治疗这些疾病的药物又可能不同程度地进一步削弱了性能力。部分男子为了追求性能力的完美，甚至不惜以性命为代价，主动放弃治疗这些原发疾病的药物，转而服用大量的壮阳保健品和其他一些治疗 ED 的药物，给自己的身体健康带来了极大的威胁和隐患。实际上，这种做法是不值得提倡的，也是不明智的。固然，性能力对一个成年男子是非常重要的，但它绝对不是最重要的，人的生命才是最重要的。俗话说得好："留得青山在，不怕没柴烧"。尽管某些药物可能会影响到男人的性能力，但只有彻底治愈或基本控制了影响性能力的疾病，才是改善性功能的根本，才可能成功地走出困扰我们性能力的阴影，重振男子汉雄风！

3. 强健男人性功能的体育锻炼

虽然性生活主要是通过大脑和性器官完成的，但是全身各个器官、系统的健全，对于性生活的影响也是不可忽视的。"健身"与"健性"在许多方面都有着共同之处，是相通和一致的。骑自行车、游泳、快走、慢跑、健美操等健身运动，都能增强血液循环和心脏功能，可使性生活中能够保持充沛的血液供应，使激素分泌增加，性欲增强，并使男人更有耐力。值得提出的是，这些运动强健方法，只有在坚持不懈、持之以恒的条件下，才会获得满意的效果。

（1）强健全身肌肉：四肢强健有力有益于性生活，而四肢不够强健者，在某一体位进行性交时，常常会感觉到难以支撑下去，从而过早地结束性生活；肢体还要有柔性、弹性，使男人能保持一个姿势相当长时间仍不感到吃力难忍，变换体位时也能平顺自如，自然会提高性生活的创造性和增强性高潮的欢快。

（2）增强局部肌肉功能：局部肌肉是直接参与性活动过程的，局部肌肉功能的强弱直接关系到性生活的质量，对性行为的进行和性高潮的体验都是非常重要的。局部肌肉主要包括骨盆的肌肉、腰肌和腹肌、耻骨尾骨肌等。仰卧起坐可以增强腰肌和腹肌，有助于性交时的体位支撑和摩擦运动；提肛动作（反复收缩会阴、肛门周围的肌肉）可以增强耻骨尾骨肌，有助于改善男人对射精的控制能力。

（3）结合自己的生理特点选择运动方式和环境：选择锻炼方法要把握个体的生理特点，避免选择对身体有危害的运动方式，而且这些锻炼方式可能对改善性功能没有什么效果，如老年人应该尽量选择温和的运动方式，而避免过于激烈或粗暴的运动；运动环境不宜草率，应该尽量回避在拥挤环境（马路边）、过于寒冷的天气、空气污染严重的天气等进行锻炼。

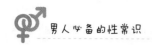

4. 时刻警惕着保护你的睾丸

男人的睾丸是男人之所以成为男人的最重要特征，男人的许多第二性征，如胡须、喉结、体毛、阴毛、生殖器官等的出现与发育，都离不开睾丸的"努力"工作。肩负着如此重任的睾丸，为了保持较低的温度，以维持合适的环境来生产精子，男人们将睾丸"悬挂"在体外是必要的。但是，孤悬于外的睾丸很容易受到伤害，男人必须对其加倍小心：

（1）不要"碰"到睾丸：睾丸很敏感，对于平时的轻微触摸都会觉得不舒服，就更不要谈强烈的碰撞了。睾丸若受到撞击，会妨碍里头的血液供应，可以引起睾丸发炎，最终还可以导致睾丸组织坏死。

（2）不要让睾丸"旋转"：睾丸是依靠精索而悬吊于阴囊内的，精索内有供给睾丸营养的血管，若睾丸在阴囊内发生扭曲和旋转，就像人的脑袋被拧了2-3圈一样，很难有"生还"的机会。所以，千万注意局部不要受到剧烈的撞击，一旦发现有旋转的倾向或行为，应该及时救治，以免丧失良好的治疗机会。

（3）不要让睾丸过热：男人先天为睾丸生存所选择的阴囊具有"空调"作用，可以自动地调节局部的温度，而过热的环境会让睾丸很难过。但是，有许多人为的行为却破坏了这种自然调节作用，例如紧身裤、桑拿浴、热水坐浴等，均应该避免。

（4）防止"吃"进去的伤害睾丸的东西：许多伤害睾丸的危害因素多是男人自己"吃"进去的，例如粗制棉籽油、残留农药、酗酒、重金属、化学合成物等，均对睾丸不利，男人应该"口"下当心。

5. 保护男人的"特区"

大量严酷的事实告诉我们，前列腺炎、前列腺肥大、睾丸炎、附睾炎、鞘膜积液、精索静脉曲张、遗精、早泄、不射精、阳痿、阴茎硬结、阴茎癌等，都是危害男人健康的常见疾病，而这些常见的疾病也都是发生在男人的生殖器官上的，我们称之为男人"特区"上的特有病种。可见，男人要想健康"性"福，首先要保护好自己的"特区"。

（1）忌早恋及过早性生活：一般而言，男子到22～24岁才发育成熟，如果早早地过性生活，性器官还没有发育成熟，耗损其精，易引起不同程度的性功能障碍，成年后易发生早泄、阳痿、腰酸、易衰老等。

（2）把握适度的性生活频度：适度的性生活可以给人带来愉悦的心境与体验，对身体与养生均有好处，但是，如果恣情纵欲，不知节制，生殖器官长期充血，会引起性器官的"严重抗议"，并容易诱发前列腺炎、阳痿、早泄、不能射

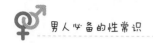

精等问题。

（3）洁身自好：男人的性传播疾病，如梅毒、淋病、尖锐湿疣、艾滋病等，都与不洁性交有关；不洁性交不但容易使自己染病，还会把病虫害传染给妻子，甚至孩子，危害极大，切不可抱侥幸的心理而为之。

（4）选择大裤裆服饰：医学研究证明，男人的睾丸要求在低温下可以保持良好的工作状态。经常穿牛仔裤会使局部温度过高，不利于睾丸制造精子，尤其是在夏天及气候较湿时。所以，不要为了形体美而选择穿牛仔裤，并忽视和放弃了男子汉之真美。

（5）坚持经常洗"小澡"：讲究性器官卫生不只是女人的事，男人也应同样重视，尤其是包皮过长者，要经济清除包皮垢，因为包皮垢不但易引起包皮阴茎头炎和阴茎癌，也易引起妻子的阴道炎和宫颈癌。此外，男人阴茎和阴囊皮肤内皱襞和汗腺较多，尚有残余的尿液、未擦净的粪渣、同房后的分泌物等，容易藏污纳垢，并可以引发局部的炎症性疾病。男人用温水洗下身的习惯，也称为洗"小澡"，可以将局部的烦恼一并洗去，是保护"特区"的重要举措。洗"小澡"有学问，先洗阴茎阴囊，后洗肛门周围，洗过肛门的水就不能再洗其他部位了；擦干顺序也是如此，并且要单独预备毛巾供"特区"专用，千万不要与洗脚和洗脸的毛巾混用。

（6）经常自我检查可以早期发现"特区"疾病并挽救生命：睾丸癌、阴茎癌之类肿瘤，早期发现的治愈率很高，一旦发展到晚期，则疗效不理想。因此，男人们应该经常查看一下自己的外生殖器官，没有人会比自己更会敏感地察觉到自己身体上发生的潜在变化，甚至可能比仪器检查还要"灵敏"和早期。详见下问。

6. 经常自检一下阴茎和睾丸有时可以挽救生命

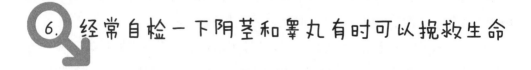

一些男人因为性功能障碍或不生育等生殖健康问题而接受检查，却意外地发

现了其他的一些疾病，有的甚至可能是威胁到生命的严重疾病，例如阴茎癌和睾丸的恶性肿瘤。

阴茎对于男人来说具有特殊的意义。对于阴茎上突然或逐渐多出来的"赘肉"或溃疡等病变，一定要慎重。尽管"物"小，但"事"大，不能"先斩后奏"，还是要首先"探清虚实"，然后再做决断。一旦诊断阴茎癌成立，要求"除恶务尽"，以避免其"卷土重来"。

睾丸肿瘤好发于青壮年，多为单侧，发病往往比较隐蔽而不容易被发现，生长迅速，可以有睾丸坠胀不适感，多为恶性肿瘤，是由制造精子的早期细胞发生的癌变，早期就可以出现转移。因此要求早期诊断、尽早治疗，而且睾丸恶性肿瘤的治疗效果大多数比较良好。

在进行睾丸自我检查时，有问题的睾丸，早期往往感觉到睾丸的异样感、睾丸体积增大、质地坚硬而失去正常的弹性、不透光、沉重感等，但一般是没有疼痛症状的。与对侧睾丸进行比较，更容易早期发现病变。在难以明确诊断的情况下，可以请求医生的帮助，接受必要的检查，例如彩超检查可以很"敏锐"地觉察到睾丸局部的"不妥"之处。值得注意的是，部分隐睾患者尽管已经进行了睾丸牵引固定术，但是由于手术时机选择的较晚，仍然有较高的恶性变的机会，不应该大意。

没有人会比自己更了解自己身体上发生的变化了，尤其是男人的"家伙事"（阴茎阴囊）突出于体腔外，特别容易进行自我检查，只要稍微留意一点，例如在洗澡的时候瞧上一眼，或者摸上一把，有时就可能发现某些地方有点"不对劲"，许多时候的这种自我检查或感觉，可以比精密仪器更早期地发现疾病。可以通过观察阴茎的表面是否有不该长出来的东西（疣）、破溃、水疱，翻开包皮再检查一下比较隐秘的冠状沟（阴茎和阴茎头接壤处）是否"干净"，尿道是否干爽（有否分泌物或流脓），阴茎体是否可以摸到硬块，阴囊是否光滑平整，等。男人最好每天进行"隐秘部位"的自我检查，并顺带进行卫生保健，将局部卫生好好"打扫"一番，这不仅有利于自己的健康，也是爱护妻子的具体表现，毕竟一个人的健康往往涉及两个人的健康和幸福。

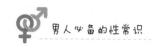

7. 盘点一下我们身体内的微量元素和金属元素

近年来，人们越来越重视微量元素和金属元素的补充，这不仅在于微量元素和金属元素与人体的健康和疾病息息相关，对于男人来说还具有特殊的意义，它们可以影响精液的质量和前列腺的功能，因而可能对男人的生殖功能有较大的影响，而医生常常用补充微量元素的办法治疗男性不育症，以提高男人的生育能力。

当然，有些微量元素和金属元素对人体是有益的，可以适当补充；有些则是有害的，要坚决回避或远离。那么，让我们盘点一下身体内的一些重要微量元素和金属元素。

锌是生殖系统内重要的微量元素，也是近年来十分热门的话题，锌的缺乏可以造成一系列不良的影响，主要包括：影响青春期男性生殖器官和第二性征的发育，影响精子的活动能力，削弱机体的免疫功能而容易患前列腺炎、附睾炎等感染性疾病，影响促性腺激素的分泌，还可以抑制机体对有害金属铅的排泄。所以，适当补充锌可以维持并改善生育功能。含锌量较高的食品主要有牛奶、玉米等。

具有强大的抗氧化作用的谷胱甘肽过氧化酶需要硒的协助才能够发挥其最大的功效。硒的缺乏可以使体内过氧化物浓度增加，造成机体的自我伤害，包括对男性生殖系统和睾丸的伤害。因此，适当补充一些硒，也是有益的，它还可以抵抗镉、铜和铅对睾丸的破坏。含硒量较高的食品包括黑米、黑豆等黑色食品。

碘缺乏的男人，容易出现性功能障碍，精液质量也不佳，含碘盐可以补充人体对碘的需求。镁、锰和镍是人体的必须元素，在维持正常的生育能力中起一定的作用。

但是，就像任何好吃的东西也不能够吃得过饱一样，任何好东西也不是越多越好一样，盲目地过度补充这些"有益"的微量元素也会"事倍功半"，有时甚至可以是有害而无益的。例如，过多的补充微量元素锌、锰等也会影响精子的生成；因此，在具体的操作过程中要适可而止，或者求得专家的帮助与指导。

某些重金属，例如铅是微量元素中对男性生殖功能影响最大的杀手；镉是有害的，即使小量接触也会对身体，尤其是睾丸有毒害作用；铜、硼、铁、钼、钴、银、汞等元素过多可以抑制精子的代谢过程，对男性生殖系统也有不同的毒性作用；与我们日常生活密切相关的铝也是罪魁祸首之一，而铝却是人们自己"主动"地"吃"进去的，因此在日常生活中一定要注意控制铝的摄入，例如避免食用含铝较高的食物（干豆类、明矾制作的油条、第一杯泡茶），尽量不用铝制的烹饪器皿或容器（锅、碗），尤其不能用铝制的容器盛放酸碱和腌制食品，少吃或不吃含铝的药物（氢氧化铝、硫糖铝），注意饮水中的铝含量不要超标，尤其是饮用经明矾净化的水时更应该小心。所以，在生活中要尽量回避这些"品行不端"的微量元素和金属元素。

8. 人到中年，男人：你感觉到累了吗

经常会听到女人们彼此之间如此谈论自己家里的中年男人："近来，我明显地感觉到他衰老憔悴了许多，床上功夫也每况愈下，越来越不行了……"。

人到中年，正处在人生和事业的顶峰阶段，但精神状态和一般的身体功能，包括性能力，却在一点一点地离我们而去，而各种疾病却悄然不期而至。许多中年男人出现了明显早衰的征象，例如秃顶、皮肤皱纹、大腹便便的中年男人比比皆是，而这些"表面"现象可能预示着各种能力的全面下降，甚至预示着疾病状态。许多疾病，如糖尿病、高血压、高血脂、高胆固醇、动脉硬化、内分泌疾病、前列腺疾病、脂肪肝、肾脏疾病等，在中年男人中的发病率逐渐增加了，而这些疾病的早期表现又往往不太明显而容易受到忽视，况且许多事业上非常"成功"的男人往往拒绝或不愿意接受强健的自己也会患病的"残酷"事实。国家

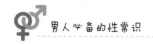

统计局的一项调查显示：患有同样一种疾病时，男人去医院求治的要比女人少40%。男人对待疾病的态度往往是不愿意接受、不愿意承认，而宁可选择拖延、硬挺着的态度，等到万不得已的情况下就医，往往丧失了最佳的治疗机会。

从生理角度讲，这些中年男人容易患的各种疾病的早期症状常不明显，也不确定，却往往以性功能改变为首发症状出现。所以，且不可大意，不要忽视性功能改变背后所掩藏的潜在疾病，并且尽早接受专科医生的检查与咨询，确保身体在健康状态。毕竟，健康是最重要的，中年男人千万不要为了"微不足道"的要强和虚荣心而透支自己的精力、健康和生命，努力拼搏不应该以丧失健康为代价，这个代价太沉重了，我们男人是输不起的。

人们常说：年轻的时候是用健康换钱，而人到中年要注意养生，是用钱来换健康的时候了，中年男人要注意投入一定的资金和精力来进行健康储蓄了。尽管我们不一定要花费大把大把的钞票真的去"买"健康，或者为了身体检查和购买所谓的"保健品"而花费巨资，但是你不妨在饮食习惯、生活制度和心理状态方面进行必要的调整，以适应新"形式"的需要，这可能明显强健你的健康状况、减缓你性功能的衰退步伐。男人到了中年，也是最难以做人的"难"人，你要承担起家庭和社会的重任，同时还要面对很多你不愿意接受的改变。面对这种改变，男人：你准备好了吗？

9. 中年男人要注意养生和养"性"

刚到四十多岁的张先生，近几年来发现自己与从前有点不太一样了，尽管在单位里已经打下了一片天地，到了"呼风唤雨"的程度，但是一面对自己的爱妻就觉得心虚，每每在需要自己表现的时候"力不从心"，阴茎"无精打采、垂头丧气"地耷拉着，妻子用手刺激老半天才渐渐进入状态，但是要达到射精的时间越来越长，一开始要二十几分钟，现在想射精还真要费"九牛二虎"之力。有的时候尽管尽力了，但是还是难以将精液排出来。这种"马拉松"似的性生活让他觉得很难过，对性生活也渐渐地丧失了兴趣。最初，张先生买了几片万艾可（伟哥），效果也不太明显。张先生实在不堪忍受妻子的那种无奈和失望的眼神了，终于鼓起了勇气，来到医院，希望医生能够让他"重振雄风"。

检查结果让张先生大吃一惊，医生告诉他："你患有糖尿病，而且病情还不轻"。

糖尿病可以造成全身血管系统的病变，包括维持阴茎勃起的动脉和静脉血管的病变，是严重影响成年男性性功能的常见疾病，可以造成阴茎的勃起不坚，因此而影响性感受。为了达到性高潮，男性必须要比以往付出更大的努力，因而性生活时间要明显延长。尽管如此，有时还难以达到射精所需的刺激强度，尤其是在体力和精力不佳的时候，偶尔出现不能射精也就在情理之中了。此外，糖尿病患者的血管病变可以造成组织营养的障碍，同样可以影响到发动射精的支配神经，也是其出现射精困难和不射精的重要原因。

经过一段时间的积极地控制血糖，并配合性功能康复治疗，尤其是配合饮食和生活制度的调整以及心理状态的调整，使张先生逐渐恢复了正常的射精功能，又从新享受性爱带来的欢愉。

人到中年，正处在人生和事业的顶峰阶段，但精神状态和一般的身体功能，包括性能力，却在一点一点地离我们而去，而各种疾病和异常却悄然不期而至。许多疾病，例如糖尿病、高血压、动脉硬化、内分泌疾病、前列腺疾病、肝肾疾病等，以及过度肥胖的大肚腩、脂肪肝等在中年男人中的发病率逐渐增加了，而这些疾病的早期表现又往往不太明显而容易受到忽视，况且许多事业上非常"成功"的男人往往拒绝或不愿意接受强健的自己也会患病的事实。

从生理角度讲，这些中年男人容易患的各种疾病的早期症状常不明显，也不确定，却往往以性功能改变为首发症状出现。所以，且不可大意，不要忽视性功能改变背后所掩藏的潜在疾病，并且尽早接受专科医生的检查与咨询，确保身体在健康状态。毕竟，健康是最重要的。

此外，生活在充满了激烈竞争和各种危机的现代社会里的男人，往往容易出现心理和生理上的各种问题，尤其是中年男人。人到中年以后，各个器官的功能开始下降，没有了青年时期的精力和体力，使得男人容易出现疲劳、出现华发和"发福"等改变。生理上的变化必然要在不同程度上影响到男人的心理和情绪。面对着来自各个方面的压力和负担，中年男人最容易发生与更年期完全不同的性格和心理上的某种变异性心理症状，表现为空虚、无聊、犹豫不决等，被医学上称之为"灰色心理病"。中年男人产生灰色心理是难免的，也是万物由盛至衰的必然进程，而这种灰色心理一旦产生，很不容易减轻，反倒容易随着年龄的增长而日趋严重。

人到中年是用钱来换健康的时候了。但是，生活中的点滴关怀和关注，同样可以让你尽快地适应新的"形势"，你不妨参考下列各个方面自我调整一下：

（1）选择健康菜单：戒除不良的饮食习惯，尽量少食用油腻和油炸食品可以避免体重增加；饮食中适当增加肉类、蔬菜、水产品、蒜、水果和坚果的比重，可以增进人的性欲、增加微量元素，降低胆固醇并可减少心血管疾病的发生率，有利于人体的健康；应该严格控制或戒除危害健康并伤"性"的吸烟和酗酒。

（2）避免发胖：现代社会，人们已经不必为衣食犯愁了，由于饮食无节制而出现的"大胖子"出现的频率明显增加了。过度肥胖，使你的身体要承载过重的负担，可能会使你"不堪重负"。此外，肥胖还容易诱发许多疾病，例如心脑血管疾病、脂肪肝和糖尿病等，并可以影响到男人十分看重的性能力。因此，控制体重的增长是现代新人类的时尚，可以通过精挑细选你的食谱和适当的运动来实现。

（3）选择合适的项目、进行适度的体育活动：体育锻炼可以健身、增强全身的体质和一般的抗病能力，还可以愉悦心境，调整人的情绪，增强人们的"性"趣，摆脱烦恼和抑郁。几乎任何运动都对男人的床第之事有所裨益，选择散步、慢跑、爬楼梯等，可以消耗掉多余的能量，保持体重的稳定，提高男人的生活承受力，但需要持之以恒地坚持下去才会获得满意的结果。希望依靠运动来增强性欲的人们不一定要选择剧烈的体育活动，过于激烈的运动和某些骑跨运动是有害的，应该尽可能回避，例如激烈的竞技运动、长时间骑自行车等。

（4）培养良好的心态、多参加社交活动：淡泊名利，不要为金钱和名利地位而太过辛劳、太过争强好胜，否则将会有各种不良情绪伴随你，是各种疾病的"罪魁祸首"和难治因素。广交朋友，拓宽社交范围，可以获得各方面的信息并发展友情，让你感觉自己没有被遗忘，或者感觉自己仍然是有用之人。

（5）热爱生活：营造良好的生活环境，尽可能让自己生活的舒服一些、规律一些，使自己"爱"的"小巢"温馨一些。还可以不失时机地变换生活环境，外出旅游，或者到亲朋家里小住几日，可以获得耳目一新的感觉，也缓解了久居家里的厌倦情绪。

（6）中年男人要"养"性：和谐美满的性生活有益于人体的健康长寿、精神愉悦，中年男人也要抓住青春的尾巴，再度焕发性的活力。因此，建议在日常生活中要不断地密切夫妻感情，同时注意性生活的合理性和有节制性，性生活过程中切忌心不在焉，而应该提高注意力；体力和精力不佳时，千万不要勉强自己过性生活；适当减少性生活的次数，使得性能量有一定的储存；对于存在性腺功能低下者，可以小量、短期补充雄激素来增强性欲望、增加精液量，但必须在专科医生的指导下进行。此外，要坚决反对和制止婚外性行为和性乱交，这不仅可以遭受性传播疾病的困扰，还可以给男性造成一定程度的心理压力。

（7）做好男人特区的保健：男人要在如厕前后均要仔细清洗自己的双手，在夫妻性生活前后均要进行特区的清洁卫生，而不是以往的单纯在"办完事"后才会因为觉得排泌物（大小便、精液等）肮脏而清洁，这样对保护男人的特区是至关重要的。同时，男人经常在洗澡的时候自检自己的外生殖器官，可以早期发现一些疾病，如包皮阴茎头炎、阴茎硬结、局部的炎症、甚至还可以早期发现睾丸肿瘤，挽救自己的生命，毕竟没有人会比自己更加早期地关注到身体上发生的细微变化。

（8）加强保健意识，定期接受健康体检：男人要科学合理地安排好作息时间，做到劳逸结合，不要透支自己的健康，不要过度劳累，过度的玩乐或工作都可以损害健康。中年男人逐渐会出现许多疾病，如高血压、高血脂、糖尿病、脂肪肝、前列腺炎、胃肠道疾病等疾病，并将表现出相应的症状，如胸闷、胸痛、心悸、气短、头晕、头痛、疲倦、乏力等。定期进行健康体检是有必要的，可以发现潜在的疾病，立足于无病防病，有病早治。当男人如厕时间变长、如厕次数增加可能与便秘和痔疮有关，还可能是前列腺出了毛病。此时，应该接受必要的检查。一旦确定诊断患有某种疾病，应该严格按照医生的医嘱服药。中年男人常常会由于事业的繁忙而容易忽视对自身疾病的关注，也不容易坚持按照医嘱用药，此时需要他的妻子督促监督，来为丈夫把握好治疗的顺利进行。

（9）求得妻子的关爱：女人应该是男人健康的守护神，可以帮助男人走向健康，而不应该仅仅盯住男人的钱袋子。女人可以管住男人的胃，让男人远离有害食品而多食入健康佳肴，做到餐桌上的食品多样性、互补性、荤素搭配、粗细搭配、酸碱平衡；督促男人多运动，共同锻炼，并持之以恒，在工作和生活的余暇可以放松身心，有益于男人精力和体力的恢复。

10. 内向性格：不要跟自己较劲（学会调整自己的不佳情绪）

人到中年，尤其是中年男人，许多疾病陆续开始光顾了。但是，你知道吗，许多疾病的产生与人体的精神状态都有着十分密切的关系，强烈的或者恶性的不良精神刺激对人体的许多生理功能，例如内分泌功能、脏器运行功能以及新陈代谢功能等都会产生重要的影响，并因此可以诱发某些疾病。境由心生，人们是可以通过自我方式来对这些不良刺激进行必要的心态调整。

有个十分经典的故事是讲一个老太太卖鞋和雨伞。晴天她担心雨伞卖不出去，而雨天她又担心鞋卖不出去，所以她总是心情不好，整天抑郁寡欢。用现代人的看法是：她活得很累。其实，这是心态不正常，思维模式偏颇的结果。如果自觉地进行心态和思维模式的调整，完全可以改变这种不良状况。在别人的指导下，这个老太太改变了思维模式，晴天想到鞋好卖而高兴，雨天想到雨伞好卖而高兴，从此每天都乐呵呵的。由此可见，外部的客观环境未发生实质性的变化，仅仅是心态和思维模式的调整就可以使人发生巨大的变化。

生活中有很多典型的例子都是表示人们在自觉或不自觉地进行这种心态的调整。当你丢失了钱财时，甚至陌生人也会友善地安慰你：破财免灾，很多时候你自己也会这样去想；当你身处逆境，没有一个比较满意的生活工作环境、得不到合理的使用或没有因为自己的业绩而获得自然升迁的时候，你的至爱亲朋会鼓励你：天将降大任于斯人，必先苦其心志、劳其筋骨、饿其体肤，我们自己何尝不是这样期盼的呢！

从另外一个角度看，破财可能会真的免灾，而飞来的"横财"未必就是好事情。因为"破财"，可能使你免去了许多冒险投机的机会，也会因此而使你的情绪冷却下来，这样对你冷静地分析形势和应对环境都是有益的，也因此大大地减少了你遭遇危险的机会。而一些人因飞来横财的同时却也带来了"横祸"的现象也很多。例如彩票中大奖者，有的被谋杀，有的被恐吓勒索，有的为了管理这个数目庞大的钱财而劳心费力，整日里提心吊胆，根本也体会不到"横财"带给他们的任何快乐。

没有得到升迁，可不可能是我们过高地估计了自己的能力？或者可能因为这一次的失意却会得到更好的机会。当然了，这可能使得我们少了很多不必要的应酬和面对紧张激烈人际关系的复杂局面，也许我们根本就不适应那种应酬别人的生活环境，平淡中的生活可能更加有滋有味，平平淡淡才是真，并因此而会得到另外的补偿：心情祥和、身体康健、延年益寿。要知道，这个世界上杰出的人才毕竟很罕见，我们绝大多数的人都是普通人，我们要接受这个"残酷"的现实，并且甘于"寂寞"，甘于过普通人的日子。

上帝是公平的，他在剥夺了我们某些利益的同时，必将给予我们另外一些来补偿。

你一定会嘲笑我：是不是有些阿Q精神呢？实际上，在我们的生活里会有很多不如意，人在很多时候是需要一点阿Q精神来自我安慰的，人们没有必要为生活中的点点滴滴太过在意。当我们回首往事，你会发现以往的生活中你对于某些人或某些事情过于执着或在意，甚至可能犯了太多的错误，有些是无法弥补的，而现在看来根本就是微不足道的。过去的种种执着可能严重地伤害了别人，但也搅乱了自己心境的平和，为你带来了身心上的巨大伤痛，并可招致许多疾病的发生，例如高血压、心脏病、肿瘤、精神疾病等，而中年男人最担心和恐惧的性功能障碍等疾病的发生发展和久治不愈，也与异常的精神心理状态有着密切的关系。所以有人说，如果能够重新活一次，我们中的很多人可能都会成为伟人或智者。也许这只能是"如果"，而在现实生活中是很难做到的，毕竟我们买不到"后悔药"，但是我们可以尽量地调整自己的心态，尽量少犯那些可能会让我们"后悔"的"低级"错误。

曾经有人问道：什么才是人生最应该看重的呢？有人回答得很巧妙：有钱不如健康、健康不如长寿、长寿不如快乐。的确，人活着最重要的是快乐。

当你清晨在自己家里的卫生间里，面对着镜子，你将看到的是怎样一张面孔呢？是愁眉苦脸、郁郁寡欢、强颜为欢、心不在焉、平平淡淡，还是满心欢喜、喜气洋洋？愁眉苦脸、郁郁寡欢的面具，可以使你的面部肌肉僵化、呆板、表情凝固，也会使你看上去比实际年龄要苍老许多，从生理角度讲也会影响你的内分泌激素的分泌，因而降低你的应激和抗病能力；满心欢喜、喜气洋洋的面具，可以使你的面部肌肉运动增加、面部表情丰富动人，会使你看上去年轻而充满活力，从生理角度讲也可以更好地协调你的内分泌系统的功能、增强抗病能力，还可以提高你思维的敏感度和解决问题的能力，使你可以面对更大的生活挑战。

快乐的一天是一天，忧愁的一天也是一天，但人生中能有多少个一天呢！你会希望在你老到可以"写回忆录"的年龄时，往事的记忆力充斥的只有忧愁而没有快乐吗？

我们是生活在社会中的人群，没有人能够躲到世外桃源。带着这些不同的面具，你会把不同的情绪感染到你周围的人。生活就像一面镜子，你哭它就哭，你笑它就笑。要知道，欢乐是可以换来欢乐的，甚至可以激发更大的欢乐。让我们一起来激发出我们周围最大的快乐吧，把好心情带给每一个你接触到的人，并在这个欢乐祥和的气氛中，体验生活带给我们的最大甘美，来共同享受美好的人生！

　　总之，以自我暗示和宽慰的态度来调整自己的心态，消除精神心理上的困惑是获得心境平和宁静的重要法宝（图11），这可以预防疾病的发生，也可以促进疾病的康复，是中年男人保健养生的最佳途径。

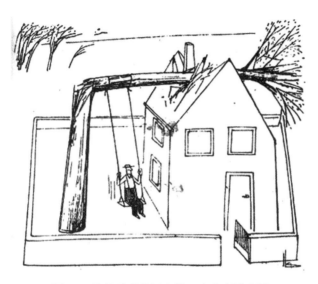

图 11　培养乐观的好心情，充分享受生活

11. 有哪些准确可信的科技信息来源

　　在多年诊治性功能障碍的过程中我深深地体会到，许多患者由于对恢复强健性能力的渴望，对性能力作为男人的家庭和社会价值的充分体现，往往迫切寻求医疗帮助，往往到处求医，可以说"阅历"很深，有些患者还到处购买专业书籍、期刊、科学普及读本以及相关的报刊。"定力"不深的医生有时还很难应付患者提出来的许多尖锐问题，甚至可以出现被患者问得"哑口无言"的尴尬境地，患者中确实存在十分"厉害"的角色。

　　但是，由于治疗性功能障碍的"圈子"里的"商机"无限，一些唯利是图的

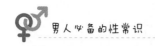

人也纷纷瞄准了这部分男人的"口袋"，社会上各种宣传随处可见，有许多商业性炒作的虚假广告也在广泛蔓延，使得患者难以判断真伪，患者所获得的知识不一定都具有严谨的科学性，并极其容易受到错误观念的误导。那么，应该如何甄别这些信息是科学的，还是充满了商业气息？简单的方法是看信息的来源途径。越是中低级别的宣传媒体，信息的商业味道越浓厚，宣传的知识也越不可靠，尤其是街边上的小的宣传品、张贴画以及一些"送"上门来的"便宜货"是坚决应该拒绝的。而国家权威机构和权威传媒是绝对不会因为"蝇头小利"而丧失其权威性和大众对它们的信任的，其来源的信息是基本上可靠的。

此外，一般的专业性学术期刊是可以相信的。对于少部分精力、财力和智力都十分丰富的患者也可以通过购买专业书籍、订阅专业期刊来不断地获得相关知识的最新进展，网上查阅和检索相关杂志上的知识也是可取的途径，推荐患者可以采取这种方式来获取前列腺炎的相关知识。

性知识是一门很大的学问，夫妻双方都要愿意学习，多接受外界资讯，分辨广告的真实性，并建立正确的性观念，举凡报刊的专栏、家庭医学丛书及专业人士都是正确性知识的来源。除此之外，有许多事是要亲身探索才能知悉其中奥妙。虽然有关"性"这一方面的进步远较其他学习来得缓慢，但这也正是乐趣所在。

后　记

1. 男人，你远离"弱者"称谓了吗？

稍一留意，你就会发现自己身边的男人或多或少地都活得很艰难。在一次与同行聚在一起闲聊时，一位医生半开玩笑地说道："听说男保姆在上海很抢手，薪酬也蛮可观，大家有感兴趣的吗？"许多同行们都觉得十分新奇，纷纷谈论起了有关男人的见闻。各自的谈论引起了大家的一阵共同唏嘘感慨：如今的男人越来越不行了，男人到底怎么了？

社会和家庭地位下降

（1）阴盛阳衰泛滥：受到"性骚扰"早已并非女人"专利"。随着女性社会地位在不断上升，女性利用优势地位，违背男性的意愿，用暴力、胁迫等手段与男性发生性行为，或对男性进行"性骚扰"的现实可能性也越来越大。《工人日报》曾经报道，在云南昆明发生了一件"稀罕事"。男青年王某屡屡遭到丈母娘的性侵犯，最后忍无可忍，向有关执法部门求助，却遭遇到了无法可依的尴尬，不仅没有得到法律保护，反而被弄得"里外不是人"。近年来，从时有发生的个案来看，男人被"性骚扰"已不奇怪，但因为相关法律法规的不完善，造成男人投诉无门，或遭遇法律空白的无奈，主要是因为没有"妇联"那样保护男人权益的专门机构，现行法律又缺少保护男性相关权益的规定，例如在我国《刑法》中还没有女人强奸男人的法律条文。

中国的离婚案件女性担当原告的比例越来越高，据报道提出诉讼的原告70%是女性。崇尚生活独立已越来越成为女性的生活目标，一项调查显示，有75%的成都女性在"全职太太"与"职业女性"中选择了后者。女性的择偶条件也越来越苛刻，尤其在性别比例严重失调的情况下，现代男人要在扮演好传统大男人角色，还要紧跟时代的步伐，做一个出得厅堂下得厨房的小男人。丈夫饱受妻子"暴力袭击"的消息也不时见于新闻媒体，家庭暴力案件中约有20%则是男人被施暴，其凶残程度一点都不亚于男人施暴。家庭女成员对男成员实施"精神暴力"或"冷暴力"的行为也已很普遍，这些行为并不是打骂，而是对人精神上的摧残，让人难以忍受。

（2）事业陷入困境：男人大多都是以事业为重的，而事业带给他们的压力则又是最大的。现代社会紧张激烈的生存环境，让即使是最成功的男人也倍感艰难。调查显示，中国有72%的男性时常会感觉到工作压力太大，竞争过于激烈。男人也可能被贬、也会下岗，此时的男人会感觉到自己的何等弱小和无奈，但遭遇打击的男人，肉体再大的痛苦也不能喊出来，精神再大的创伤也要默默忍受，有泪你只能往肚子里咽，因为男人不能哭。

面对即将到来的艰难生活，男人没有时间逃避和感慨，只能选择面对，要不断地拼搏，没有本事的男人是难以闯世界的，这是造物主对男人的历练。男人所要承担的不仅仅是家庭经济来源，需要去关心自己的家人。面对上有老、下有小的情景让男人没有了后退的余地和勇气，男人必须为家庭奉献，男人要实现自己对家人的承诺，要咬紧牙关挺过去，毕竟男人是支撑起家庭的全部力量。

生理功能降低

（1）传宗接代受挫：男人在生育方面所面对的形式也十分严峻，近年来的大量证据表明：世界范围的人类精液的质量可能在逐渐下降，其中精子数量平均每年以2%的速度下降，近半个世纪来男性的精子数量下降了一半，因为男人的"毛病"而不生育的发生率有逐年上升的趋势，形形色色的环境因素都会对生殖有不利影响。

（2）遭遇更多疾病：医学研究表明，就身体的整体抵抗力而言，女性强于男性，男人更易被击倒。由于不良饮食习惯和生活方式，以及复杂的社会环境，给男人健康带来了明显的冲击，家有"病"君子的数量在潜移默化地增加。男人特有疾病（前列腺炎、前列腺癌、生殖器肿瘤）的发生率在不断增加，甚至男人最担心的性能力也频繁给他们本来已经挺艰难的生活带来更大的麻烦和难堪，阴茎不能坚硬地勃起（阳痿）和勃起不能挺的持久（早泄）的发生率也越来越多，难怪许多男人发出"做男人'挺、坚'难"的感慨。在生育方面所面对的形式更加严峻，男性不育的发生率逐年上升，世界范围的人类精液质量在逐渐下降，其中精子数量平均每年以 2% 的速度下降，近半个世纪来男性的精子数量下降了一半，形形色色的环境因素都会对生殖有不利影响。某市妇联的调查显示，该市的离婚案例中 50% 左右是因为男性生殖、性功能出现问题而导致家庭失和、夫妻关系破裂的。许多常见病（高血压、糖尿病、高血脂等）发生率也在攀升，在高血压等15 种疾病主要死因中男性多于女性。性病也成了他们享受性满足时挥之不去的阴影。此时的男人逐渐与"难"人靠拢。

（3）缺乏健康关注：与女人相比，男人的总体生活质量明显低下，表现在平均睡眠时间少、饮食次数少、参加体育运动时间少、接受健康体检次数少。男人的自杀成功率高、平均寿命比女人要短 5~6 年。其原因除了比女性少了一条 X 染色体、从事高危险职业多等因素之外，还与男人对健康的关注程度差密切相关。

心理压力增大

男人喜欢在危险困难的处境中坚忍不拔，男人是要对自己周围的事情负有责任感的，男人气概是随时准备待命来关爱别人的，是要付出而不贪图索取的。几乎在每天的生活中男人气概都要经受到不同方式和不同程度的考验，而往往得不到任何回报，甚至还要为此而付出不小的代价。而在某男性健康杂志的专项调查中，受访者中有 72% 的人表示时常会感到生活很累，有无奈感；67% 的男人在生活中没有经常性的倾诉；约有一半左右的人对自己的婚姻生活不满意。男性自杀率呈上升趋势的主要原因就在于男性心理负担重、社会压力大。

传统上，男人是一个家庭的经济来源和守护神，而现实中的男人在养家糊口方面的作用越来越小了，女人也可以有一份可观的收入，甚至比男人还要丰厚，人们早已经不必为了生计而犯难，但男人所承受的压力却没有减轻半分，中国女性职业化的趋势不仅对男人形成巨大的工作压力，还使女性的独立能力、社会地位、家庭角色、情感位置等都在不断攀升，给某些男性的特权发出了激烈的挑战，给男人的心理造成很大压力。社会留给女人的选择越来越多，而留给男人的却越来越少。相对来说，女人在社会竞争中是可进可退的，进则成为女强人，退也可做贤妻良母，无伤大雅；男人则不然，许胜不许败，否则就要遭到其他男性和整个女性的指责。

男人多以事业为重，而事业带给他们的压力又是最大的，失业让男人的生活几乎陷入绝境。由于男性"挣钱养家"的观念，所以男性的最大忧惧是在职业和工作方面，而 2002 年调查北京市男性失业率为 5.2%，这一数字还有逐年增加趋势。

没有"组织"关怀

在女权主义不断上升的当代，男人正在不断地走向劣势，这不仅表现在就业、婚姻、家庭、心理等诸多方面，还表现在维权上，男人们在不断地承受着社会变动产生的新压力，失业危机、婚姻危机、家庭地位下降、子女教育危机等等都压迫着男人早已绷紧的神经，但遗憾的是，至今世界各国还没有维护男人合法权益的专门机构和法律法规。你见过"妇联"，全国专门为女人设立的"保护"机构近万家，但是你见过"男联"吗？显然没有。男人在婚姻、家庭出现危机或女方的行为侵害其利益时，男人对女人的不满和怨愤经常会陷入投诉无门的难堪境地，甚至有报道：男人为了向女人讨还公道，不得不向"妇联"倾诉、咨询和求助，已经占到投诉总数的 20% 左右，男士上访要解决的问题与女士大同小异，而相关的许多法律条文方面却是空白。近年来倡议成立"男联"的呼声越来越高，在呼唤"男联"的背后，有着许多难为人知的男人们的苦涩……。面对女人，中国的男人们正四面楚歌，危机重重，但是否应该为男人建立"男联"的问题始终悬而未决。其实有没有"男联"这个机构并不重要，男人们真正需要的也并不是一个机构，他们需要的是平等的权利和地位。看来，为了维护男人的权益还要经历许多艰苦的努力，男人的名字其实是弱者。

男人生活艰难的原因

人生赋予了男人太多的责任和重压，让他们倍感活得很累、很难。现代社会里流行着一句话："做人难，做女人更难"；而另外一句话："做男人难，做现代男人更难"，已经逐渐成为时尚语言。万难之源来自于男人作为"强者"的优越感，人类社会制造出来的种种男人神话让男人付出了不可估量的代价，无数的男人在困惑、痛苦和艰难中无望地挣扎着，男人注定了要终生背负着沉重的十字架。毕竟，男人是这个世界的主宰，为了维护自己的"强者"地位而不得不生活在种种压抑和承诺之中，来实现自己对这个世界的责任和"控制"，而有些压抑和承诺已经超越了许多男人所能够承受的极限。

"强者"是男性最好的诠释，而男人的脆弱也往往被其表面的强硬所掩盖。男人是强者的论调，抹杀了个体差异，而个体差异远远大于性别差异。那么，对于那些还没有能力或没有能够真正成为强者模式的男人则是一种巨大的痛苦，并且在不断地塑造着精神与肉体相分裂的病态人格。其实，男人作为家庭和社会的强者也会有软弱的时候，男人的名字叫"弱者"，至少从现代医学和社会学角度看的确如此，反映在男人在生殖、家庭和社会中所担任的重要角色及尴尬处境。

女人，请为你丈夫减负

实际上，导致男人软弱的部分责任是要由女人来承担的，甚至连男人的性功能障碍也至少 10% 完全起因于女性。男人的一半是女人，男女休戚相关，如果男人不幸福，那么女人的幸福与美满也就成了无源之水。女人依靠男人，女人也滋养男人。作为丈夫的亲密爱人，女人，你将如何滋养你的"难人"？为了让男人活的不再艰难，除了要在饮食起居和健康方面多关注外，更重要的是给丈夫精神减负，遭遇困难时要共同面对，一起分担，不要总"挤兑"丈夫，尤其在人前要多为丈夫多"留面子"。

结语

在男尊女卑封建思想延续了五千年的中国，男人变得如此羸弱实在是一件难

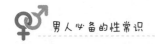

以想象的事情，但这却是事实，尽管这个现实对男人来说显得残酷了一些。由此看来，男人的一生可能就是在这种艰难险阻中"硬挺"过来的，男人无论怎样努力都没有办法让自己完全自在起来，男人也是弱者和"难人"。世界是由男女两性组成的，没有男人的参与，不可能实现真正意义上的全人类的和谐与平等，男人问题的重要性引起了广泛的关注，甚至包括关注男人健康的女人们。坚信男人的日子会一天比一天好过，会逐渐变得强健而远离弱者。

2. 还不清的亲情

学有所成的我无疑是村里人的最大骄傲，尤其是对于年迈的双亲。培养了一个博士，这在村里、乡里简直是不敢想象的事情。要知道，即使我们县城，考出去的博士也寥寥无几。

最艰苦的日子是大学本科的那5年。每次的寒暑假，我总是既高兴又难过：高兴的是可以见到父母和小伙伴，难过的是又要为新学期的费用而发愁。每当即将开学的时候，我都会看到父母又分头"串门"去了。我知道，他们是在为我筹集下一学年的费用，这总要让我在心里默默地难过好久，这种感觉像一块巨石一样从来没有离开过我，我也从来没有勇气直接说出来。

每当开学的时候，母亲照例是要为我带上一小面袋蒸馍和一塑料袋咸菜，这可以让我有近一周的时间不必到学校的食堂花"现钱"买饭。父母照例要为了儿子的远行而送行，他们总是相伴而行，站在风雨里，一遍又一遍地叮嘱我不要忘记给家里来信报平安。让我永远也忘不了的是父母那花白的头发、日渐弯曲的身影和母亲婆娑的泪眼。这么多年过来了，我仍然忘不了这个场景，我仍然害怕送别，仍然害怕面对父母那期盼的眼神。

熬过了最"艰苦"的岁月，继续攻读硕士和博士，毕业后又留在了人人羡慕的首都工作，自己终于可以挣钱了。为了回报父母多年的付出，在拿到了第一个月的工资后，我给家里写了一封信，让父母到北京旅游。当年迈的双亲站在天安门城楼上时，父亲激动地拍着胸脯说："我是我们村第一个来到首都，第一个来到天安门城楼的。"看着父亲激动的样子，我也受到了强烈的感染，眼泪不停地流淌。一刹那，多年的愧疚和负债感也离我而去。

当我可以不必带着内疚和负债感面对父母时，我坦然地问他们："每半年一次的借钱一定让你们很难过，很没有面子吧！你们是如何还清借贷的？"

父亲的回答大大地出乎我的意料，他说："每次我和你妈出门借钱的时候，从来没有过丢面子的感觉，相反我们觉得很自豪。家里能够出一个'状元'，这是多少钱也换不回来的，是我们家祖辈上积德，祖坟冒青烟了。我们家里的积蓄肯定不够培养一个大学生的，但是你不仅是属于我们老两口的，也是属于全村的。村里人都知道我们的难处，借给我们的钱从来也没有人找我们要过，大家只是希望帮助我们家解决困难。只不过，你还想到问起这件事，算你小子还有点良心。"说着话，父亲用颤抖的手打开了家里唯一的一个上锁的木箱子，取出了一个包袱。打开包袱，我看到了厚厚的各种各样的纸，有报纸的边、窗纸的片、墙纸的角，有些已经变色发黄了，上面写满了哪年哪月哪日从哪家借来的钱的数目。

"欠条都在这里，你看着办吧，乡亲们没有人会在意你的钱。这都是在我们最困难的时候别人资助你的，你还钱会伤害到他们的感情。你是我们两口子和全村人的骄傲，你的成功已经大大地超过了我们对你的期望，你早已回报了我们。"

拿着这些不需要偿还，却永远也还不清的欠条，我沉默了。

"成材"对于辛勤的学子们具有多么大的诱惑呀！多少人为之而努力，而又有多少人难以如愿而扼腕叹息。然而拿到了那张纸（文凭）并不能真正意味着成材，甚至什么也不是，你仍然可能难以得到理想的职位，甚至可能没有任何职位而成为"下岗"一族。在成材的道路上还有许多的艰难险阻，只要你不甘平庸，就要加倍地勤奋，同时还一定要甘于寂寞，"乐于"忍受与星星做伴的孤独。真正的成材是要你付出终身的努力、智慧和辛劳来换取的。

谨以此书献给所有在艰苦环境中努力拼搏的学子们和那些望子成龙的父母们，包括我那年迈的爸爸和妈妈！

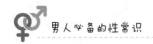

3. 利用医疗网络咨询平台要慎重

发挥多种媒介平台的优势，为患者提供准确、科学的医疗信息，是专业医生的职责所在。我们已经来到微博时代，网络行为越来越活跃，许多职业医生都在业余时间以各种方式从事网络医疗咨询。

如何客观看待网络平台在医疗活动中的作用，怎样对网络医疗咨询进行定位？它究竟是不是严格意义上的医疗活动？能否对网络咨询进行规范和标准化？都还没有答案。但是在当前的背景下，怎样利用好网络咨询这个新兴平台，无论是对医生还是患者都要慎重，需要掌握一些尺度和原则。

医生：网络咨询要掌握原则

绝大多数患者理解医生的工作，感谢医生在网络咨询中的付出，也让医生业余时间进行的网络咨询有了某种形式的回报，但现实社会中人们彼此的信任度在下降，并不是所有的患者都会很好地理解和谅解医生，尤其是医生的医疗差错。由于看病是关系到患者健康的大问题，不允许出错，而微博咨询等远程或遥控诊疗行为的弊端是显而易见的，医疗网络服务不能全面准确地了解患者的真实和具体病情、难以保障患者提供的当地检查结果是否准确、患者是否完整地理解了医生指导的治疗方法、是否购买了假药、是否正确服用药物、是否进行必要的调整等，诸多不确定因素难以保证治疗效果。所以，网络咨询要把握一个尺度，否则给患者带来的将不全是利益，甚至可能是灾难。人命关天，患者赋予医生的无比信任和性命相托，不应草率应对，更是网络咨询所难以承担的重任。况且一旦遭遇治疗副作用或意外，对患者和医生都非常不利。此外，现代社会的医患关系复杂，出于保护医生，也是保护患者利益的角度，都不允许网络咨询服务的扩大化和过于具体的诊疗指导，所以绝大多数医院都反对遥控治疗，医生要切记。医生开通微博等网络咨询平台不是为了遥控治疗，其主要目的是开展健康教育和健康咨询，及时准确地解答公众的疑问和咨询，介绍健康的生活理念，方便群众治疗疾病和指导患者看病，如综合分析病情后怀疑是某种疾病、推荐合适的专家与专科等。

在患者遭遇疾病困扰、其他医院的医生遇到业务困难需要帮助时，上级医院和医生都会伸出援手，会力所能及地给他们一些诊治建议和指导，但都应该来自对患者病情的全面系统了解基础之上，而且任何医疗处置都应该是在医院内部完成。

此外，医生从事网络咨询要有职业操守和伦理道德底线，不应索取咨询回报，不能暴露患者隐私，尤其是对于明显具有私密性的疾病和问题，一定要为患者保密，例如可以将公众的咨询问答设定成"隐秘"状态，更不可随意将患者的个人隐私公之于众。

患者：别对网络咨询寄予厚望

网络系统的蓬勃发展，给网络医疗服务开辟了新的平台，并成为医疗资源的重要组成部分，为患者提供极大便利，足不出户就可以得到专业咨询，许多咨询者也确实从中获益，并给医生发来一封封热情洋溢的表扬信，字里行间的真情流露和对医生的千恩万谢让人感动。许多患者期望通过信件、电子邮件、电话、网络等咨询平台获得非常详尽的疾病诊治方法，甚至依靠几个邮寄的药片治病，这是不太可能的，也不可靠，并容易遭遇欺诈，近年来网络咨询遭遇误诊误治和商业欺诈事件频繁发生。所以，绝大多数的公益性咨询都只能给出原则性的简要解释，或者是方向性的就医指导，最终解决问题的地点还是在医院与医生面对面讨论病情和诊治。

由于医生们的网络咨询基本上是利用的业余时间，每天肩负着繁忙的门诊医疗工作和繁重的教学与科研任务，同时还有继续教育任务，网络咨询也难以保障都做到快速和及时，也是网络咨询引起抱怨和频繁更换咨询专家的原因之一，有些公众也愿意同时咨询多名医生来验证信息的准确性，并因此引发了新的问题，一旦不同医生给出的意见明显不同，将又会让患者无所适从。

此外，一些公众提出的问题明显不适合于咨询，如挂号及加号问题、治

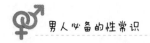

疗有效率、治疗费用等，尤其是患者期望给出治疗成功的承诺，都让医生难以回答。

最后，提醒公众，网络咨询人员的资质难以确认，鱼龙混杂，专业医生的水平和服务态度也千差万别，一些非法行医者为了招揽生意，进行虚假宣传误导患者，使得咨询者获得的信息水平良莠不齐，很难保证得到有效咨询，还可能败坏了网络咨询的声誉。所以，患者要对网络咨询持有理性和客观的态度，别对"网上看病"寄予厚望，达到兼听则明的目的就足以。

结语

网络咨询，尤其是医生的微博，是我们重建医患相互信任的重要纽带之一。如何利用好这个平台，即达到了帮助患者了解医疗信息的目的，以减少就医的盲目性，又让医生的业余工作有价值，是需要不断探索的话题，有许多功课要做。一方面要求医生不断提高自身的业务水平和服务态度，还需要权威机构把握咨询者的资质和等级，也要求患者客观看待网络咨询，别对其寄予厚望，以免失望。